二孩的春天

殷余忠　曹慧珠◎著

U0316738

北方妇女儿童出版社

·长春·

图书在版编目（CIP）数据

二孩的春天 / 殷余忠, 曹慧珠著. -- 长春:北方妇女儿童出版社,
2018.1

ISBN 978-7-5585-1849-2

Ⅰ.①二… Ⅱ.①殷… ②曹… Ⅲ.①孕妇-妇幼保健-基本
知识 ②产妇-妇幼保健-基本知识 ③婴幼儿-哺育-基本知识
Ⅳ.①R715.3 ②TS976.31

中国版本图书馆 CIP 数据核字（2017）第 274596 号

二孩的春天
ER HAI DE CHUN TIAN

著　　者	殷余忠　　曹慧珠	
责任编辑	李绍伟	
封面设计	清　风	
开　　本	880 毫米×1230 毫米　1/32	
印　　张	4.25	
字　　数	80 千字	
印　　刷	三河市元兴印务有限公司	
版　　次	2020 年 7 月第 1 版	
印　　次	2020 年 7 月第 1 次印刷	

出　　版	北方妇女儿童出版社
发　　行	北方妇女儿童出版社
地　　址	长春市人民大街 4646 号
	邮　编:130021
电　　话	编辑部:0431-86037512
	发行科:0431-85640624

定　　价：50.00 元

自 序

2011 年 11 月，我国各地全面实施双独二孩政策；2013 年 12 月，我国开始实施单独二孩政策；2015 年 10 月，中国共产党第十八届中央委员会第五次全体会议公报指出："坚持计划生育基本国策，积极开展应对人口老龄化行动，实施全面二孩政策。"实施全面二孩政策既顺应了群众期盼，进一步彰显以人为本的理念，改善家庭人口结构，显著增强家庭抵御风险能力和养老照料功能，更好地促进家庭幸福与社会和谐；也有利于稳定适度低生育水平，减缓人口总量在达到峰值后过快下降的势头，有利于人口长期均衡发展和中华民族长远发展；还能有效应对和积极缓解人口结构性矛盾的长期影响，保持合理的劳动力数量和结构，延缓人口老龄化速度，为转变经济发展方式、培育经济持续健康发展新优势，准备更为有利的人口条件。

前苏联教育家马卡连柯曾经说过："教育儿童是我们生活中的一个最重要的方面。我们的儿童是我们国家的未来的公民，也是世界的公民，他们将创造历史。我们的儿童是未来的父亲和母亲，他们也将要成为自己儿童的教育者。我们的儿童应当成长为优秀的公民，成长为贤良的父亲和母亲。但是，这没有概括一切，我们的儿童又是我们晚年的希望。因此，正确的教育是我们幸福的晚年；不好的教育是我们将来的苦痛、辛酸，是我们对其他的人和整个国家的罪过。"家庭是抚育孩子的摇篮，既是孩子的第一个社会环境，也是孩子最早接受教育的场所。家庭又是社会的基本细胞,是社会和谐稳定的保证。随着全面二孩政策的实施,一些夫妻承受着事业、身体、年龄、经济和心理等方面的压力,在是否怀孕方面显得犹豫不决,在产后恢复与哺育二孩上瞻前顾后,在两个孩子教育上手忙脚乱。眼看着别人家的两个孩子,心里既羡慕又不安;看着肚子一天天变大,心里既幸福又紧张;看着两个孩子互相争吵,心里既焦急又无奈。正因为如此,笔者两人于2015年9月开始通过问卷、座谈、访谈等形式调查了300多个二孩家庭,积累了大量的第一手资料,深刻体会了许多家长在二孩孕育过程中的酸甜苦辣,全面了解了家长在二孩养育过程中的感人经历、成功经验和不足之处。

2016年12月,两位作者通过多次商讨,决定把访谈中得到的原始资料中筛选出多个典型问题,将这些问题撰写成书,以飨读者。这些问题具有广泛性和代表性。纵观本书,一是实用性强,所介绍的内容大部是二孩家长面临的主要问题和心理困扰。二是可读性强,本书所有问题以案例的形式娓娓道来,力求浅显易懂。三是操作性强,便于家长理解、掌握和运用,有利于解决家庭教育中的实际问题。

青少年是民族和国家的未来,是可持续发展的生力军,他们的健康成长不仅是每一位父母应尽的责任,也是全社会共同的责任。为了孩子,让我们携起手来,共同担当起教育的责任!

是为序。

2017年5月25日

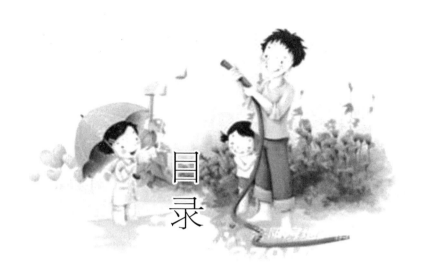

目录

身心保健篇

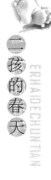

婴儿护理篇

目录

二孩的春天
ERHAIDECHUNTIAN

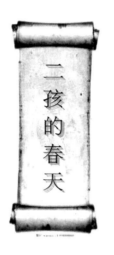

二孩的春天

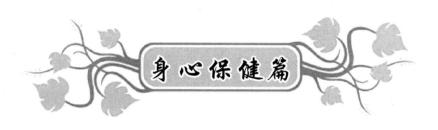

不惧高龄迎二孩

——如何正确对待二孩生育

医学上认为，年龄超过 35 周岁的妇女怀孕就可以称为"高龄妊娠"。一般情况下，35 岁以后妇女生育能力会明显下降，与适龄妇女相比，高龄妊娠妇女各种疾病的发病率也要高很多，早产、流产以及胎儿畸形的概率明显增加。因此，从医学上说，高龄往往意味着更大的怀孕和生产风险。

双双，女，40 周岁。大孩小橙，女，15 岁，正在上初三年级。自从全面二孩政策落地，双双夫妇想搭个政策红利，但不知能否搭上。对双双而言，40 周岁已过了最佳生育年龄，

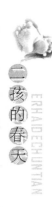

现在想努力一把,再生一个二孩,但问题是还能不能生了?前段时间夫妻俩征求女儿意见,上初三的女儿也相当支持,说可以帮忙照顾弟弟或妹妹,但她又问了一句:"你们到底还有没有生育能力?"双双夫妇对视一眼,心里茫然,感觉没底。

双双的担忧不无道理。高龄妈妈生二胎存在着卵子老化、疾病缠身难以再孕、流产可能性大、难产风险大、胎儿出生缺陷概率大等风险,发生妊娠期高血压、早产、胎膜早破、妊娠期糖尿病、产后出血等并发症的几率明显高于适龄产妇。由于母亲身体素质不再是最佳时期,高龄产妇产下二孩的问题也比适龄产妇要大,胎儿有可能因染色体出现异常引起发育变形、智力低下、发育缓慢等问题。所以,高龄女性自然怀孕和生产要慎重。但是高龄妈妈如果身体条件允许,不把握机会怀孕和生产,等今后年龄日渐增大,身体机能日渐衰退,卵子的活力就可能越来越低,更会影响到受孕的几率以及胚胎的质量。那么,高龄妇女应该怎样正确对待怀孕和生产呢?

一、全面检查　健康孕育

母亲身体是二孩健康出生的根基。卵子的老化程度是和年龄的增长成正比的,女性的年龄越大,卵子受到环境和污染的影响就会越多,很容易导致染色体和受精卵发生变异,使难受孕、流产、宝宝畸形等疾病的概率增加,所以高龄妈妈要及时调整好自己的生理周期, 在计划怀孕的前三个月去做一次全面的身心检查。由于是二胎,检查的项目要比头胎的时候要多,比如,血常规、心电图、尿常规、染色体异常、乳房扫描等,以及检查自己是否有不适宜怀孕的疾病。如果检查时发现染色体异常或已经难孕育, 就不要浪费时间自然受孕了,可以选择试管婴儿进行协助生孕,这样能够最大限度地保障母亲与宝宝的健康。

二、补充叶酸　避免疾病

叶酸可以避免神经系统方面所引起的疾病。备孕二胎的高龄妈妈要提前三个月口服叶酸,口服叶酸时需要适量,并注意避免接触污染源。

三、作息规律　饮食均衡

生活规律不正常会直接影响到高龄妈妈体内内分泌环境的平衡,使卵巢的功能发生紊乱,使卵子不能正常发育和排卵。高龄妈妈在备孕期间一定要养成早睡早起的良好生活习惯,避免经常熬夜、吸烟、酗酒等不良生活习惯,将自己的身体调节到最佳状态。同时,在孕前应该调节饮食,满足身体所需要的各种营养成分,每天至少要保证吃到水果、肉类、海鲜、豆腐类等,每天都要有一定量的补充。

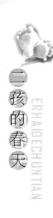

四、控制体重 参加锻炼

女性年龄大本来就可能导致妊娠期高血压和妊娠期糖尿病等妊娠并发症，再加上很多女性上了年纪身体开始发胖，体重增加，患病的几率就更会增加，分娩的危险性和产后恢复的难度也会相应增大。因此，高龄妈妈要控制住自己的体重，进行适度的运动，比如，散步、做瑜伽等，让自己的身心在运动中得到放松。这样，母亲心情好了，身体健康了，自然就更能够为孕育健康的宝宝提供良好的条件。

五、克服恐慌 消除焦虑

随着职场压力的增大，许多高龄妈妈长期处于紧张、焦虑的情绪中，再加上高龄产妇是婴儿分娩中的高危人群，很多高龄妈妈为此会承担很大的心理压力。家人尽可能地多陪伴、多鼓励、多支持，及时缓解高龄妈妈的工作压力，释放紧张情绪，让高龄妈妈在轻松愉快的氛围中受孕。

高龄妈妈也有不少优势，比如，稳定的生活伴侣、不错的经济保障、稳固的家庭模式、发展定型的性格和情商、丰富的阅历和见识都是未来二孩的宝贵财富。高龄妈妈只要做好充分准备，多了解一下高龄孕妇应注意的事项，多咨询妇科专家，实现二胎梦并不遥远。

职场二胎不是梦

——如何正确面对职场压力

在竞争激烈的职场上,"不敢生二孩"是不少白领女性的普遍心态,原因在于工作与孩子都要争夺母亲的精力。二孩妈妈经历一年左右的孕期、产期、哺乳期后,多年打拼积累下来的资历有可能丢失,好不容易熬到的重要位置有可能放弃,无异于重新择业,有了二孩后大量分散的精力也让职场女性难以全身心投入到工作中。故生不生二孩的困惑来自于工作与家庭的权衡。

佳瑶,30岁。大孩小菁,女,5岁。二孩新政策一落地,佳瑶就动起了早日好"孕"的心思,婆婆当然更希望儿媳生个大胖小子,凑成一个"好"字,圆她一辈子的心愿——抱个孙子。佳瑶知道多生一个孩子好处多多,比如,孩子能有个伴儿,长大后可以相互照应;父母以后养老的责任和压力就能减轻些;这也符合中国传统家庭传宗接代、多子多福的观念……但是,当下社会竞争如此激烈,一份安定的工作可遇不可求。虽然自己进职场10年叱咤风云,得到领导一致好评,还有可能升职,但如果决定生二孩,很有可能将自己打

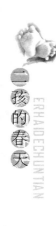

拼多年的职位拱手让人。到底是"生"还是"升"？佳瑶对此纠结不已！

佳瑶的担心不无道理。职场压力人人都有，二孩妈妈承担的职场压力比一般的妈妈要大得多，新人的冲击、升职加薪不顺利、工作量太大、职场人际关系复杂、老板要求苛刻等，都在影响职场女性的生育选择。如果怀上二胎，就有可能影响工作，失去升迁机会。那么，职场女性应该如何正确对待生育二孩的问题呢？

一、精神超越　心理平衡

职场女性如果准备生二孩，首先要对自我人生价值、角色定位、主要目标等都要设计好。这些看似与具体压力无关的东西其实对职场女性的影响是非常巨大的，对很多压力的反思最后往往都要归结到这些方面。职场女性对工作和二孩有了正确的价值认识，也就不会特别纠结，可以重新获得心理的平静和平衡。

二、理性宽容　积极乐观

职场女性要认识到危机即是转机。遇到困难产生压力的原因，一方面可能是自己的能力不足，危机处理过程会成为增强自己能力、发展成长的重要机会；另一方面也可能是环境或他人的因素，这些因素可以通过理性沟通解决，如果无法解决，就抱着宽容的心态，尽量以积极的态度去面对每一件事,以乐观的心态拥抱压力。

三、适时反思 按期对话

职场女性一方面要积极地进行自我对话和反省。对于一个积极进取的职场女性而言,进行自我对话和反省,可以有效疏解压力。另一方面要设法提升自身的能力,压力的来源是自身对事物的不熟悉、不确定感,或是对于目标的达成感到力不从心所致,所以疏解压力最直接有效的方法,便是去了解、掌握状况,通过自学、参加培训等途径提升自身能力,一旦"会了""熟了""清楚了",压力自然就会减轻、消除。

四、管理时间 安排顺序

职场女性的工作压力往往与时间的紧张感相生相伴,总是觉得很多事情十分紧迫,时间不够用。在进行时间安排时,应权衡各种事情的优先顺序,对工作要有前瞻能力,把重要紧急的事放到首位,防患于未然。同时,职场女性还要主动管理自己的情绪,丰富业余生活,不要把工作上的压力带回家,留出休闲的空间,阅读、冥想、听音乐、适宜运动、处理家务、参与体力劳动……这些都是获得内心安宁的绝好方式。交替使用喜爱的休闲方式并建立理性的习惯,对身心会大有益处。

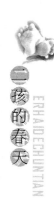

五、加强沟通　积极应对

职场女性平时要积极改善人际关系，压力到来时要主动寻求心理援助，通过家人朋友倾诉交流、进行心理咨询等方式来积极应对，特别要加强与上级、同事及下属的沟通，寻求主管的帮助来缓解压力，不要试图一个人把所有压力承担下来。

对于职场女性来说，生不生二孩的困惑来自于工作与家庭的权衡，要解决这样的困惑，就要学着与单位的领导积极沟通，无论是怀孕期还是哺乳育儿期，遇到任何问题，都应该主动和上司交流，寻求合适的解决方案，比如，实行弹性工作制，协调好家庭事务和工作之间的关系。其实，生育本身并非女性职业生涯的"绊脚石"。关键是怀孕前要做好个人规划、心理准备及物质准备等，既要考虑目前工作状况，更要考虑自身健康、精力以及家庭等因素，只有这样才能鱼和熊掌兼得，成为一个幸福的"职场二孩妈妈"。

经济压力巧化解
——如何正确对待经济压力

随着国家全面实施二胎政策，许多家庭都开始考虑生二孩，一来家里有两个孩子可以相互做个伴，有利于孩子良好性格的养成；二来以后父母年纪大了，两个孩子也能分担照顾压力。不少父母在考虑生二孩可以给家庭增添许多快乐的同时，也会想到二孩出生会给家庭带来较大的经济压力，为此迟疑不决。

苏苏，33 岁。大孩小婷，女，5 岁。苏苏在事业单位工作，工作压力不是很大，月收入有 4000 元，丈夫陈先生是个体经营户，近几年生意不太好，年收入才 5 万左右。因为夫妻双方都是独生子女，苏苏想趁着年轻再要一个小孩，给女儿添个弟弟或者妹妹。现在终于盼来了全面实施二孩政策，可是夫妻俩一合计家庭开销，又犹豫了。多个孩子，自然是多了许多的快乐，但多出一张嘴，家庭支出也要相应增加。如今夫妻二人每个月要还房贷，家里有老人和小孩，开销已经不少，再生一个孩子经济压力会更大。苏苏夫妇最近陷入了生养成本的担忧之中。

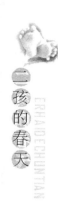

对普通适龄夫妇，尤其是年龄偏大或身体不是太好的家庭来讲，二孩的到来，日常开支将大大增加，如果夫妻双方决定要生二孩的话，妻子就有半年或者一年的时间不能上班，家庭收入肯定会降低不少。多一个孩子绝不只是多双筷子，不仅需要做好心理准备，更需要做好经济准备和财务预算。那么，夫妻双方应该如何做好生育二孩的经济准备呢？

一、及时调整资产配置

对于多数家庭来说，如果计划要二孩，就要根据家庭资产累积情况、收入支出结构、家庭成员结构、各成员工作性质以及保障情况等，调整家庭财产配置。第一步是厘清当前家庭的财务情况，了解多一个孩子可能会多出哪些开支；第二步是做好预算，调整家庭财产配置。二孩生育预算主要可以分为生育金、抚养金和教育金等，部分家庭可能还需要考虑换更大的房子；第三步是调整理财目标，建立合理的家庭期望。比如，在教育金储备方面，除日常可支配收入用于投资外，有年度旅游规划的家庭，可将该部分资金转为二孩的教育储备启动资金等。

二、开源节流多措并举

如果家庭事先缺乏相应规划，或者规划中没有考虑意外风险因素，比如，失业、薪资下滑、家庭成员意外伤残身故等,一旦二孩出生以后出现类似问题,就容易让夫妻二人措手不及。因此,二孩家庭尤其要注意开源节流。首先,生活要注意节俭,减少不必要物品的添置,不要太注重"名牌";其次,增加家庭收入。可以通过稳妥的投资进行理财等来增加家庭收入。这样,有了经济保障,二孩怀孕和生育才会更加顺利。

三、降低成本精打细算

二孩家庭如果精打细算,两个孩子的支出未必就是一个孩子的两倍。大孩的衣服、玩具和书籍等二孩可以接着用,并且有了大孩养育经验,养育二孩会更加得心应手,在喂养、就医和教育等方面可以摒弃许多华而不实的开销,有效避免浪费,显著降低二孩的生养成本。

四、家庭保障及早安排

保险既可以降低意外事故带来的风险,又可以为家庭储备资金。如果家庭资金相对宽裕的话,应健全家庭保障,补足意外、重大疾病和定期寿险方面的保额,使之足以覆盖孩子和成人的生活教育开支,以消除家人的财务安全隐患;如果资金不是很充裕的话,则尽可能选择定期消费型保险产品,这样将大大降低保险支出。

一个家庭养育两个宝宝,需要付出极大的财力、物力和精力。经济负担加重是不可否认的。但在养育过程中,孩子与父母相互满足了爱和陪伴的情感需要,像这样的情感回

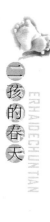

报显然是不能用金钱来衡量的。其实,孩子最需要的并不是金钱,而是爱。真正的抚养是心灵上的滋养,而不是物质上的养育。心灵上富足的家长,并不会仅仅因为经济上的考虑而决定是否生二胎,二胎带来的成长动力往往会激发家长努力工作的内驱力,帮助家长获取更多的财富,实现家庭的腾飞。

从容应对消恐惧

——如何应对孕前恐惧心理

二孩政策落地，给很多父母带来了福音，处于生育年龄末端的 70 后父母及 80 后女性无疑是最大的受益群体。但不少女性却为此犯了难，生与不生成了她们艰难的抉择，许多女性在面对生理、心理、工作、家庭和经济等方面压力时，一时难以调适，产生了恐惧心理。

丽媛，38 岁。大孩小明，男，12 岁。丽媛和先生都是企业的普通工人，全家年收入大概 8~10 万之间，家里刚贷款买了 120 平方米的住房。公公婆婆 60 多岁，经常在丽媛耳边唠叨，很希望儿媳生个二孩。在家庭和经济等方面压力下，丽媛对生育二孩感到非常害怕，一怕自己身体不好，孕育二孩以后影响到生活质量，享受不到生活快乐；二怕孩子多、太忙乱影响夫妻感情和工作；三怕对不起大孩，本来家里的一切资源和一切的爱都可以给大孩，可是以后就要分给二孩了，心里总觉得过意不去。但丽媛看到好多失独的报道以后，虽然也知道失独只是几率问题，但还是非常害怕，怕自己老了后悔，到时别人子女多多，自己却门庭冷清。

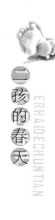

对二孩的恐惧,原因是多方面的。首先是"经济账",普通家庭养一个孩子不容易,日益增加的养育成本、教育成本成为压在家庭身上的两座大山,即使有些女性想生二胎也会望而却步,害怕成为孩奴;其次是担心自己身体是否还能生一个健康二宝,已经有一次生育疼痛经历,不想再经历第二次;再次,因忙于工作和事业,害怕自己能放在二孩上的精力少之又少;最后,害怕大孩失去父母的爱,拒绝未来可能出现的弟弟或妹妹。那么,应该如何正确面对是否生育二孩带来的恐惧心理呢?

一、合理规划　着眼未来

对于工薪家庭而言,养育二孩意味着要承受很大的经济压力,从育儿阶段、学前教育、九年义务教育,到接受高等教育甚至出国留学,在孩子教育上花费的资金要远远大于其他的生活开销,如何规划让资产增值是家庭建设的重点。准备要二孩的家长,投资组合要多元化,教育基金要早准备。通过投资组合多元化,养成良好的储蓄理财习惯,使家庭资产健康发展,保值增值能力更强,更好地规划孩子的教育基金。这样,做好经济保障,可以有效克服二孩生育带来的恐惧心理。

二、生活规律　作息有序

做好二孩生育的准备工作,也是克服恐惧心理的有效方法之一。首先，安排好家居环境。家居环境的安排必须先行，新宝宝来到家庭后，舒适的家庭环境对于全家人保持身体健康、保持充足精力、过渡到新的生活非常重要。其次，家庭目标保持一致。除了请长辈帮忙，夫妻俩必须分工合作，比如，丈夫可以充当家里的买办，采购孩子的奶粉、餐具和补充食物，全程安排家人的出游等。再次，夫妻感情经常保鲜。如果有条件就一起去看场电影。最后，保持生活有序规律。要培养科学的饮食习惯，建立规律的作息时间，保持良好的身心状态。

三、保持学习　关注变化

职场妈妈一边是永远都忙不完的工作，一边是天使和魔鬼化身的孩子，无论自己再怎么努力与时间赛跑，仍然无法从那些繁重的事情中解脱出来。这时候就更加有必要学会科学安排生活，进行有效的时间管理。要做到这点最重要的是永远保持学习的状态，时刻关注工作领域的变化，这样才能得到领导的认可，赢得尊重，远离恐惧。

四、亲切关爱　亲密依恋

首先，家长要和大孩建立亲密的联系，让大孩感觉安全。家长可以这样对大孩说："因为你长大了，可以做很多事情了，有你的帮助，我才敢再要个弟弟或妹妹，没有你的帮助，我可搞不定。"大孩听到这些，会觉得自己就是大哥或大姐，心中充满自豪。如果大孩感受到自己是被爱着的，稳定

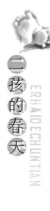

和安全的,对二孩的到来就不会有多大抵触。如果大孩感受不到爱,担心失去爱,就会对二孩到来非常反感。其次,家长要慢慢地"放手",当大孩学会一点点与父母拉开距离,但每一次回头都能看到父母在原地守护时,不仅会获得安全感,还会让他更加勇敢地去探索外界。最后,家长要从正面角度引导大孩,比如,"有了弟弟或妹妹后,你就可以当哥哥或姐姐了,你就是弟弟或妹妹的好榜样和爸爸妈妈的好帮手。"这样,大孩就会感觉到有力量,愿意担当。大孩的成长反过来会帮助家长减轻生育二孩的恐惧感。

生育二孩以后,大孩就有了玩伴,就不会太孤单,孩子长大后遇事可以互相商量,有困难可以相互帮助,可以分担照顾父母的负担,孩子的生命才会更加完整。家长要树立正确的生育观,根据家庭的经济收入、夫妻心理成熟程度以及双方的身体状况等条件来决定是否生育二孩,没必要过分担心和恐惧。

定期体检健康孕
——如何做好孕前和孕期体检

不少妈妈认为自己有过怀孕、分娩经历,生二胎应该是轻车熟路,用不着孕前体检。其实并非如此,不管第一胎还是二胎,孕前检查是孕育宝宝的第一步。如果想生二孩,就必须去医院做个孕前检查,确保有个健康的身体孕育健康宝宝。因为女性生完第一胎后,身体会发生较大的变化,输卵管、卵巢、子宫、免疫和抗体等都会发生变化,能否允许再次妊娠是一个未知数。

静怡,35 岁,在市政府工作。大孩小兵,男,12 岁,正在上小学五年级。静怡夫妇一直想要个女孩,但以前受制于国家计划生育政策,只能打消再要孩子的想法。2016 年元旦,全国全面二孩政策正式实施,这对很多家庭来说是个好消息,静怡和丈夫也动起了心思。一天在饭桌上,婆婆对静怡说:"静怡啊,现在国家政策放开了,我们小区好多人都要生二胎呢,你看你们要不要也生一个,趁我现在身体还行,能帮衬帮衬你们?"小兵一听,连说:"好好好,我要有妹妹喽!妈妈,你给我生个妹妹吧"。"妈,你看我都 35 了,能行吗?"

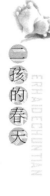
静怡回应道。"行！肯定行！"婆婆一听儿媳愿意生，高兴地连声回答。丈夫在旁边提醒道："静怡生小兵这么长时间了，在生二孩前身体要不要做个检查呢？"静怡也有点疑惑了，按道理，自己已经生了小兵，再生一个是熟门熟路，但是考虑到自己已经是高龄妇女，高龄产妇会不会有生育障碍？生出来的宝宝健康吗？高龄产妇需提前做好哪些准备？所以不体检又有点担心。

生二孩前的孕前检查，可以检查出身体恢复情况如何，是否可以承受第二次怀孕的负荷，还可以了解女性在生完第一胎后身体是否染上其他不合适怀孕的疾病。因此，孕前检查是顺利孕育健康二孩的保证。那么，应该如何正确对待二孩的孕前和孕期体检呢？

一、夫妻体检好处多　高龄怀孕风险少

夫妻在计划怀孕之前，首先要了解清楚自己的身体状况。一般来说，大龄妇女想要再怀孕，夫妻双方最好先做全身体检，男性要检查精液质量、染色体疾病、遗传性疾病等，女性要让医生系统了解月经史、婚育史、前次妊娠史、生育史等，孕前体检可以减少许多怀孕的风险。

二、爸爸妈妈同检查　大人健康好孕育

二胎怀孕之前，女性要做好生殖系统的体检，不仅要筛查有没有宫颈癌或者生殖器的炎症，而且要做乳腺的检查，

确定有没有乳腺方面的病变甚至乳腺癌的早期表现等。肥胖的妈妈要检查血脂是否高，确定是否有高血压和糖尿病等；月经不规律的女性，需要做一些女性激素水平的检查，包括甲状腺功能的检查等。如果条件允许的话，还可以做一些营养状态的调查，比如，体内维生素的水平等。通过孕前体检，可以为孕育健康二孩打好基础。

三、孕前把好保健关　降低出生缺陷儿

如果第一胎是顺产，最好在一年后再生二孩；如果是母乳喂养的妈妈，最好在断奶后再进行怀孕，这样身体恢复得更好，才有利于二孩的生长发育。如果第一胎是剖腹产的话，生第二胎间隔时间要满两年以上，否则刀口愈合不佳，过早怀孕容易引起子宫破裂导致危险。准备要二孩的女性不仅要做孕前检查，还要提前到医院做孕前保健，在医生的建议下合理备孕。比如，在怀孕前三个月到半年，在医生的指导下服用叶酸或者复合维生素制剂，降低二孩出生缺陷的发生。

四、孕期检查不可少　宝宝安全妈无忧

对于月经周期不规律、末次月经记不清的孕妇，在怀孕前3个月要做一次B超，核对末次月经时间和孕周，推算预产期；早孕期间有阴道出血、下腹疼痛等症状的孕妇，要通过定期检查判断是否为多胎或宫外孕。到了15~20周的孕中期，孕妇要做一次唐氏筛查，筛检出二孩是否患唐氏症，

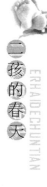

如果结果为高危，则要进一步做羊水穿刺和胎儿染色体检查才能明确诊断。同时，要进行一次详细的彩超，判断胎儿全身发育状态、羊水多少、胎盘位置，清楚胎儿的头围、脊柱、心脏、肢体的发育情况，以及有无神经管畸形。怀孕24~28 周的孕妇容易发生妊娠糖尿病，需口服葡萄糖，进行糖耐量测试。孕晚期的血、尿常规检查也不容忽视，血常规可判断孕妇有无贫血及血小板异常，尿常规则有助于判断是否患有妊娠高血压，孕中晚期做 B 超还可确定胎位、胎儿大小、胎盘成熟程度以及是否有脐带绕颈等情况。

体检是每个女性生育都要进行的重要环节，也是必经的环节。体检不仅可以为女性检测身体情况，同时也能检查胎儿的发育情况。这样，通过体检排除了一切不利因素，才能孕育健康宝宝，幸福迎接新生命的到来。

巧饮妙食养身体

——孕期如何科学饮食

怀孕期间的饮食对孕妇来说是至关重要的，不仅关系到婴儿的成长，还关系到智商问题。为了自身的安全和二孩的健康，孕妇一定要注意饮食的质量。

小楣，27 岁。大孩小娟，女，4 岁，正在上幼儿园小班。小媚体态丰腴，漂亮美丽，二胎怀孕已经 23 周。孕前小媚是高大上的吃货一枚，公司的饭局几乎天天有，如难得无饭局，也很少在家吃饭，更别说自己动手做饭了，晚餐都是在公司外面的美食一条街吃的。怀孕后，小媚坚定执行老公"不在外吃饭"的方针，在家里的饭桌前流连了好一段时间。可好景不长，两个月后，小媚以"恶心、反胃、吃不下"为借口，约上闺蜜，一块儿到商场负层吃最地道的麻辣香锅去了。吃完麻辣香锅再去吃冰淇淋，坐在雪糕店明亮的橱窗边，听着店堂里悠扬的音乐，那一刻，小媚感觉自己回到了孕前最美妙的时光，几乎忘掉了肚子里"小麻烦"的存在。小媚丈夫见妻子这样胡吃海塞，怕影响胎儿，硬把小媚拉倒医院做营养咨询。"营养咨询？我要做什么营养咨询，吃什么东西有营养我

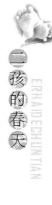

还不知道吗！还要你们教。"小媚在医院里很不耐烦地嚷嚷着，医生抬头看了看她，没有忙着辩解，而是心平气和地指着墙上两块宣传版面"孕妇营养过剩与巨大儿"及"妊娠期营养不良对母体和胎儿的影响"对她说："你先看看吧，看完了再决定要不要咨询。"两分钟后，小媚安静地坐了下来。"请先填您的基本情况吧！""孕周？""孕 23 周。""现在体重？""71 公斤。""孕前体重？""61 公斤。"好家伙已经长了 10 公斤了！"请把您昨天一天 24 小时的饮食情况记录下来，给你做个营养测评好吗？""昨天一天？谁记得，记不清了！"小媚又嚷嚷起来。"哪前天呢？""前天，我天天有饭局的！"小媚很自豪地说。

体重增长过慢或过快都不利胎儿生长。如果孕妇一味地追求形体美而忽略了营养，早产和低体重儿的发生率以及新生儿的死亡率就会相对增加，研究证实，母体的营养不良，不仅破坏孩子的免疫力，也影响孩子的智力。孕期体重无节制增长，不仅会增加身体负担，诱发多种疾病的发生，而且会使胎儿长得过大，造成难产。那么，怀孕二孩的女性应该如何正确做到合理饮食呢？

一、巧妙应对厌偏食 安然度过孕早期

怀孕的头三个月，是胎儿器官形成和分化的重要时期，又是早期妊娠反应时期，最易出现少食、营养吸收不够的情况，这个时期大多数孕妇会遇到早孕反应，表现出程度不同

的恶心、呕吐、厌食、偏食等，影响孕妇的食欲，有些孕妇甚至一闻到菜味就会恶心、呕吐。这时候孕妇首先要少食多餐。比如，妊娠反应较重的孕妇睡前和早起时，吃几块饼干、面包等点心，可以减轻呕吐，增加进食量。其次，要进食愉快。听听轻音乐，餐桌上放鲜花等，都可解除孕吐的烦躁，增加孕妇的食欲，保证胎儿正常发育。再次，精选食物。孕妇应选择易消化、易吸收，同时能减轻呕吐的食物。动物性食物中的鱼、鸡、蛋、奶，豆类食物中的豆腐、豆浆，均便于消化吸收，并含有丰富的优质蛋白质，且味道鲜美，孕妇可选择食用。大米粥、小米粥、面包、馒头等，易消化吸收，含糖分高，能提高血糖含量。酸奶有止吐作用，又能增加蛋白质的供给量，孕妇可适量食用。最后，巧妙烹调。怀孕后，很多人饮食习惯发生变化，烹调时可用柠檬汁、醋拌凉菜，让孕妇喜欢上口。

二、饮食丰富又多样　安全护航孕中期

孕中期的宝宝发育明显加快，营养需求越来越多，此时孕妇的胃口也开始好转，生理变化使皮下脂肪的储存量增加，子宫和乳房明显增大，基础代谢也增加不少，胎儿需要各种营养素也在逐渐增加，此时饮食应该要丰富，营养要合理。在主食方面不要太单调，应以米面和杂粮搭配食用。副食要做到全面多样，荤素搭配，要多吃些富含多种营养素的食物，比如，瘦肉、蛋类、海产品、鱼虾、乳制品、豆制品等，并且要多吃些新鲜绿色叶菜类和水果，以保证胎儿的正常

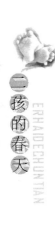

生长发育。孕中期孕妇易出现便秘,这时应多吃些富含纤维的食品,比如,芹菜、白菜、粗粮等。

三、适量补充维生素　完美收官孕晚期

孕晚期是胎儿生长最快阶段。这时,除满足胎儿生长发育所需要的营养素外,孕妇和胎儿的体内还需要储存一些营养素,因此对营养素的需求量增加,为了保证胎儿生长发育的需要,要适当增加每日进餐的次数和进食量,使膳食中各种营养素和能量能满足孕妇和胎儿的营养需要;同时,膳食组成应多样化,食物感官性状良好,色、香、味俱全,食品的选择应根据孕妇营养需要并照顾饮食习惯,易于消化吸收;这时供给充足的蛋白质、卵磷脂和维生素可使脑细胞的数目增多,比如,牛奶、鸡蛋、动物肝脏、鱼类、豆制品、新鲜蔬菜和水果等,有利于胎儿智力发育。此外,还要多吃些含铁丰富的食物,比如,动物血、肝、木耳等,既可防治孕妇本身贫血,又可预防二孩出生后缺铁性贫血的发生。孕晚期的孕妇要尽量少吃过咸的食物,不宜大量饮水,以防高血压综合征的发生;同时,要注意少吃能量过高的食物,避免孕妇过于肥胖、胎儿过大。

四、家人陪伴与关爱　共同迎接新生命

家人是和孕妇关系最密切的人,家人的关爱与陪伴就像潺潺的小溪缓缓地滋养孕妇的身体,对孕妇而言是雨露甘霖。家人及时倾听孕妇的想法和感受,从饮食上关心孕妇

并帮助解决实际问题,可以帮助孕妇建立良好的心理环境,有利于孕妇的饮食和营养的摄入。

　　孕妇的整个孕程是辛苦的,身体会有不适出现,但感受到二孩每天的成长,体会到母亲的伟大和生命的神圣,怀孕历程虽辛苦劳累但也伴随着幸福和喜悦。

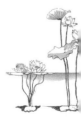

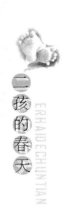

营养均衡保健康

——孕期如何均衡营养

　　每位二孩妈妈都希望拥有一个聪明漂亮、健康活泼的宝宝。因此,只要一发现怀孕,绝大多数孕妇都会大补特补各种营养品。但孕期到底应该补什么、何时补、补多少,很多二孩妈妈心里都没底, 以至于出现产妇过于肥胖而新生儿过于羸弱、胎儿太过巨大产妇分娩困难、由于缺乏某种营养而导致新生儿先天畸形等异常现象。

　　琳达,29 岁。大孩小翠,女,4 岁。琳达今年意外怀了二宝,前三个月妊娠反应严重,整个人吃不下睡不香,瘦了 10 斤,怀孕 20 周做 B 超显示胎儿偏小。琳达 B 超回去之后就猛补营养,每天要吃很多东西,鸡呀、鱼呀、水果呀、蔬菜呀,甚至燕窝、虫草等,为了二孩,还专门去药店买了很多钙片、叶酸、维生素片,唯恐亏待了肚子里的小宝宝。怀孕 24 周琳达去医院复查,医生说一个好消息一个坏消息,好消息是胎儿虽然偏小,但是也还在长,坏消息是血糖值偏高! 真是一波未平一波又起,琳达也搞糊涂了,究竟应该怎样补充营养才算科学合理呢?

孕期营养不良与营养过剩都不能保证胎儿健康生长发育。孕妇营养不良会导致胎儿出生体重低，孕妇缺铁会出现贫血，缺乏叶酸会导致胎儿神经管畸形等先天缺陷等。孕妇营养过剩则会导致胎儿发育过大，不仅顺利分娩有困难，也有可能造成胎儿出生缺陷等。因此，孕妇必须要有合理营养、平衡膳食的营养观，尽量从食物中获取营养，至于营养剂补充则要因人而异，最好在产科医生指导下进行。那么，怀上二孩后，应该如何均衡营养呢？

一、营养均衡最重要

怀孕期间的营养主要来自两方面，一个是日常饮食，另一个是制剂补充。日常饮食的大原则是要营养均衡。水、维生素、脂肪、糖类、蛋白质、无机盐、纤维素等是孕妇日常饮食的 7 大基本营养素，每天都要保证充足摄入。谷物、蛋类、肉类、蔬菜、水果等食物要均衡摄入，保证日常饮食的丰富性和多样性。孕早期胎儿生长缓慢，无需额外补充热量；孕中期以后胎儿生长加速，则需要适当增加热量，补充胎儿成长的营养所需。

二、补充制剂来帮忙

孕妇营养光靠日常饮食是不足够的，因为大多数人的饮食结构不能全面地补充孕妇需要的营养素，比如，铁、钙、部分维生素、叶酸等微量营养素缺乏较为普遍。

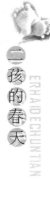

另外，传统的饮食习惯和烹饪方法也会破坏部分微量营养素。因此，孕妇需要根据不同阶段的具体情况合理补充复合维生素，补充相应的营养制剂。孕早期跟怀孕前三个月一样，需要补充叶酸，缺乏叶酸会加重胎儿身体残疾的风险；孕中期以后，胎儿的发育比孕早期更迅速，除了要加大热量的摄入之外，最重要的还要补充钙、铁等微量元素。到了孕晚期，胎儿的发育进一步加快，除了上述提到的复合维生素、钙、铁等重点的制剂补充之外，还要进一步增加热量的摄入。

三、慎用未明中成药

吃药会影响胎儿，很多孕妇在怀孕期间坚持不吃药。但是对于吃药问题，需要辨证对待，孕妇也并非绝对不能吃药。如果一些会影响胎儿的疾病，比如，妊娠合并甲亢、妊娠合并免疫系统疾病等，放任不管反而会对孕妇和婴儿带来更大伤害，这时就要在医生的指导下合理用药。而像感冒、胃肠道这种常见的问题，可以不吃药就尽量不吃药，但需要吃药的时候也要及时用药。感冒本身可以自愈，不严重的情况下可以不用吃药。但情况严重的感冒会影响胎儿，这时就要在医生的指导下合理用药。胃肠道疾病也同样如此，如果呕吐、拉肚子严重导致电解质失衡，也会影响胎儿，需及时用药。孕妇服用中药要十分谨慎，不能吃活血化瘀和含有毒性的药物，太过补的中药不能乱服，需要在医生指导下服用。另外,孕妇也要谨慎使用中成药,市面上有不少中成药含有未知成分,可能存在孕妇禁忌的药品,不能随便乱服。

四、适度运动心舒畅

运动与营养是健康促进的两大基本要素。运动与营养是相互促进、相互影响、密切相关的,合理营养可以保证能源物质的良好利用,为孕妇提供适宜的能量,合理运动可以使孕妇具有适宜的体重和体脂肪成分,有利于孕妇保持身心舒畅,有利于维持体重的适宜增长和营养平衡。因此,孕妇每天应进行适量的低强度运动,比如,散步、做体操、孕妇瑜伽等。很多孕妇担心活动多了会影响二孩的生长,整个孕期不是躺着就是坐着,基本不运动。这种不科学的静养方式,非但不利于孕妇和二孩的健康,而且不利于营养的吸收,对于顺产更是有害无益。

孕期的营养是否合理、均衡、充足,不仅关系到母亲自身的身体状况,也影响孩子的健康。在怀孕期间营养充足、搭配合理,孕妇的身体状况就会不错,妊娠反应也小,孕期发生水肿、高血压等症状就会很少,而且身体状况好的孕妇容易顺产。适度的孕期运动,有利于孕妇稳定情绪,增进食欲和睡眠,保持身体健康,保证顺利分娩。因此,合理营养加适度运动,会全方位助力二孩顺利来到爸爸妈妈身边。

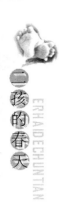

放松心情不烦躁

——如何应对孕期烦躁情绪

　　女性怀孕以后,由于本身激素的刺激作用,很多时候难免心情不好,带来各种情绪问题。二胎孕妇怀孕初期,多数会有程度不同的妊娠反应,会有持续一段时间的恶心、呕吐、厌食等,同时还会有气闷、腹胀、腰痛等不适感觉,孕中期肚子越来越大,带来许多不便,孕晚期面对即将分娩,家庭中夫妻关系、婆媳关系会随着二孩即将来临发生微妙的改变。孕妇往往会因这些因素变得心情恶劣,烦闷不堪,以致埋怨丈夫,发一些无名之火,弄得丈夫莫名其妙。

　　蓉蓉,32 岁。大孩丽青,女,3 岁多,怀上二胎 13 周。自从怀了二胎,蓉蓉心情就一直不好,对事情不感兴趣,话少,情绪波动很大,经常容易烦躁。昨天晚上,老公看足球赛,把声音调得很响,看得津津有味,蓉蓉不知怎么火气就上来了,冲过去把电视给关了,冲老公发了一顿火,嫌老公不关心自己,吓得老公忙把电视声音关小。蓉蓉对丽青的吵闹也失去了耐心,经常无缘无故地骂丽青。蓉蓉还担心老公的工资不够家人使用,生了二孩自己又要睡眠不足。蓉蓉也知道家人对自己是呵护有加，没什么不顺心，可就是控制不住自己的烦躁情绪，总想哭想喊，人多时总想找个安静的角落藏起来，不知怎么办才好。

二胎孕妇的烦躁情绪会在一定程度上影响胎儿的健康成长，烦躁情绪会使血液中有害于神经系统和其他组织器官的物质剧增，并通过胎盘影响胎儿发育，导致胎动异常、胎儿畸形、早产、智力低下、未成熟儿等，危害甚大。那么，应该如何预防和应对二胎孕妇的烦躁情绪呢？

一、放松心情　保持宁静

二胎孕妇如果感到心情烦躁，注意力无法集中，这时候最应该做的就是学会自我调适，放松自己。比如，在家庭中听听音乐、看看电视、参加各种体育活动、泡泡热水澡、与家人、朋友聊天、双休日出游等。只有在烦躁情绪得到缓解和放松以后，才可以保持心理平和宁静，才能够有精力去做自己该做和想做的事情。孕妇工作时也可以抽空放松一下，比如，在办公室里来回走走，伸伸腰，临窗远眺，做做深呼吸等。这样做，有利于二胎孕妇保持开朗、乐观、阳光的心态，练就宽容、接纳、超脱的心胸。

二、注意转移　心情放松

二胎孕妇火气上涌时，要有意识地转移话题或做点别的事情来分散注意力，使愤怒情绪得到缓解。在余怒未消

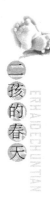

时，可以用看电影、听音乐、下棋、打球、散步等有意义的活动使不良情绪松弛下来，切忌一个人钻牛角尖，心情更加烦躁。有些孕妇生起气来拼命干活，这也是一种转移，一种宣泄，一种制怒方法，但此时需提醒孕妇注意安全，因为在生气的情况下，动作往往不够准确协调。适度运动是一种很好的心情放松和情绪发泄渠道，运动出汗时身体毒素会随着汗液排出体外，可以让二胎孕妇从烦恼情绪中跳出来，有益身心健康。

三、广交朋友　多长见识

二胎孕妇可以多交几个同伴做知心朋友，空闲时与朋友相聚，海阔天空地聊聊，既能增长见识、交流信息，又可把自己气愤之事对朋友直言相告，让朋友帮助排忧解难，增强自己排除困难与忧愁的信心和勇气，获取强大的心理支持。孕期培养一种或多种爱好，比如，集邮、看书或种花等，也会使二胎孕妇感到生活更充实、更满足和更快乐。

四、充足睡眠　清淡饮食

睡眠不足容易疲倦、气虚体弱、精神不济，影响情绪。二胎孕妇保证良好的睡眠质量，每天养成午睡的好习惯，对消除烦躁情绪十分重要，养精蓄锐就是这个道理。二胎孕妇在饮食上既要营养又要清淡，尽量避免吃油炸、煎烤等食物，甜食及热量高的食物也应少吃。

五、合理分工　互相帮助

二胎孕妇要兼任两个角色，既要照顾肚子里的二孩，又要照料身边的大孩，很是辛苦。所以，家人或亲友要分担孕妇的一部分工作，比如，多做一点家务，多带带大孩，既要在精神上给予孕妇安抚和宽慰，尽量说些风趣的话，讲些幽默的故事和笑话等；又要在物质上多下功夫，多准备一些适口、清淡、易于消化的食物，让孕妇的孕期饮食变得丰富多彩。

二胎孕妇首先应保持心情舒畅，情稳绪定，保持心理平衡。丈夫也要对妻子多一点体贴和照料，不能计较妻子的无名之火，要多陪妻子散步，让妻子多呼吸点新鲜空气，这样对胎儿才有益处。丈夫的一片爱心，是妻子消除烦躁心理的一剂良药。爱，能战胜一切困难，收获健康二孩。

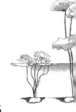

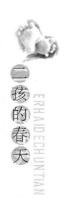

产前焦虑快乐解

——如何应对孕期焦虑情绪

　　现实生活中，许多备孕二孩的女性年龄在 35 至 40 岁之间，进入中年后女性各方面压力都在加大，这个时段考虑生二孩，心理上要承受很大负担，很多女性担心精力不够、收入不足而不愿意生二胎，但面对公婆和丈夫的压力又感到左右为难，陷入家庭漩涡之中无法自拔。因此，二胎妈妈比初产妇更容易产生焦虑、恐惧和紧张情绪。

　　田璐，38 岁。大孩小晴，女，14 岁，正在上初二年级。想要个二孩是全家人的愿望，可当真正怀上二孩时，田璐就没一天开心过。田璐焦虑的问题特别多，首先她担心自己的身体状况支撑不了 10 个月的怀胎过程；其次，自己已经是 38 岁的高龄产妇，还没等二孩长大自己就老了，以后参加二孩的各种活动就像奶奶而不是妈妈；再次，她还担心家庭收入无法给孩子提供最好的经济保障；二孩生下来的健康程度没有其他宝宝好，各方面发育都落后于别的孩子；此外，田璐还担心大孩和弟弟或妹妹相处得不愉快，自己不知道该如何平衡对两个孩子的爱……最近几天，田璐愁得连觉都睡不安稳。

二孩妈妈产前经常焦虑,时刻处于一种紧张不安、提心吊胆,恐惧、害怕、忧虑的内心体验中,对未来充满危机感,身体就会出现一些不良症状。这些不良症状会给二孩妈妈造成很大的痛苦,严重影响其生活和工作,妨碍胎儿健康成长。那么,应该如何缓解二孩妈妈的产前焦虑情绪呢?

一、树立正确孕育观 充分准备好怀孕

夫妻双方要树立正确的孕育观念,做好各方面的准备工作,避免出现产前焦虑情绪。首先,女方要做好充分准备。生产第二胎,很有可能会导致女方的事业中止或中断一段时间,生活、社交圈子必然会放弃一部分,面对两个孩子必然会产生更大的抚养压力。其次,男方也须做好必要的准备。女方在生育过程中,家中的经济重担要让男方承担更多,如果男方没有提前做好准备,生活压力会影响男方的心理,继而影响到女方。再次,生二胎是一件关系到每一个家庭成员的事,夫妻决定前要征求家中老人的意见,听取家中老人能否接受这项决定,并且根据老人体力和精力,确定是否由老人带孩子。如果事先没有充分沟通,那么二孩出生后,后期的抚养过程将会带来不少麻烦。

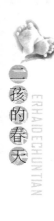
二、夫妻大孩共决策　疏通情绪迎二孩

对于大孩来说,在没有弟弟或妹妹到来之前,全家人的重心都放在自己身上,可以说是集万千宠爱于一身。而当有了弟弟或妹妹后,父母自然会把精力分散到第二个孩子身上。如果父母忽视对大孩的关心,大孩就会有种被抛弃的感觉,就会将父母不再爱自己的责任推到弟弟或妹妹身上,很容易产生嫉妒心理和对抗情绪。因此,准备要生二孩的夫妻,要了解大孩的接受程度,让大孩参与决策,疏通大孩情绪,防止盲目怀孕对大孩造成伤害,导致其心理扭曲,影响家庭关系。

三、家庭成员相合作　相亲相爱陪两宝

家庭氛围会影响家庭成员的情绪和身体健康,会影响到二孩妈妈的孕期是否顺利。首先,丈夫要从心理上多关心妻子。现代女性在外拼职场,在内要顾家,常常会顾此失彼,引发烦躁、焦虑等情绪。做丈夫的就要多关心妻子,多分担一些家务,多向妻子表达爱意,比如,"老婆辛苦了!""老婆我爱你!"等,营造一个其乐融融的家庭氛围。其次,要召开好家庭会议,对家务事进行合理分工,帮助孕妇养成规律的生活习惯,减少怀孕时的焦虑情绪。最后,重温儿时的美好童年。夫妻双方不能把养育孩子当作负担和包袱,而是要当作一种享受,共同分享孩子成长的幸福。

四、树立信心免担忧　合理发泄善调节

大龄二胎孕妇难免会对胎儿及自身健康有所担忧。其实，生育能力是女性与生俱来的能力，绝大多数女性都能顺利自然地完成，何况女方在大孩怀孕和生育时已经储备了丰富的知识和经验。即便出现一些问题，孕妇也要坚信，现代医疗技术大多能顺利解决。当孕妇对胎儿的发育产生某些疑惑时，不妨多求教专家，以消除不必要的担心。同时要学会自我调节，通过合理的发泄渠道，比如，适当装点一下居室、去景色优美的地方散散步，或者向闺中密友或家人倾吐宣泄一下自己的不快，把不良情绪及时宣泄或排遣出去。但要注意，女方在发泄方式的选择上，应该注意孕妇的身份，切忌抽烟喝酒。

即将成为二孩妈妈的女性，心情肯定错综复杂，文化层次较高的女性更为突出，关键是要正确看待家庭的琐事、大孩的纠缠和工作的压力，多接触外面的世界，保持健康的身心，让焦虑、疲惫远离身边，让快乐就像影子一样跟随！另外，亲朋的关心支持、老公的体贴照顾，都可以使孕妇走出迷惘，战胜焦虑，迎来幸福快乐的二孩时代。

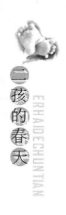

悠然自在避抑郁

——如何应对孕期抑郁情绪

现代女性和男性一样承担着很多义务，在社会和家庭中扮演的角色越来越重要，她们努力工作，赚钱养家，还要料理家庭琐事，承受的心理压力较男性有过之而无不及，很多女性为此经常沮丧和忧郁，情绪低落。当这些女性怀上二孩以后，体内激素水平显著变化，比以往更容易抑郁。

余雯，36岁。大孩子豪，男，10岁，正在上小学三年级。余雯是事业单位小有成就的技术骨干，国家全面二胎政策的实施，令年龄处尴尬地位的夫妇俩纠结不已。生，有高龄产妇的各种风险，还有孩子出生后照顾和精力财力等诸多难处。不生，又经不住长辈的念叨，自己对二胎的向往。夫妻俩权衡利弊后，毅然决定取环备孕，受孕异常顺利。但孕早期让余雯就遭遇了颇多磨难，重于一胎的孕吐，先兆流产，让她早早休假，在床上躺了3个多月才将胎儿保留下来。经历了随时宝宝都会离自己而去的恐惧后，余雯变得特别谨慎、胆小、易怒。病假结束，余雯白天上班晚上看大孩，感觉好累，每天早上睁开眼睛心情就沉重起来。有一天，子豪不听话，余雯操个小木板凳欲打子豪，被丈夫拦了下来。为此余雯和丈夫大吵了一架，余雯越想越觉得委屈、生气，吃不好，睡不着，时常哭泣。不管丈夫如何开导都无济于事，丈夫也着急上火，天天跟着吃不好睡不着，不知如何是好。

女性家族或个人的抑郁史、夫妻关系紧张、生活中有重大事情发生、曾经流产、遭受过虐待等都会引起孕期抑郁，表现为不能集中注意力、极端易怒、失眠或嗜睡、有持续的疲劳感、不停地想吃东西或者毫无食欲，总是提不起精神，时常想哭，二胎孕妇比头胎孕妇更容易抑郁。孕期抑郁会影响胎儿的体重和健康，影响家庭关系，甚至会对自己和胎儿造成伤害。那么，如何预防和应对二胎孕妇的抑郁情绪呢？

一、活动多样 内容丰富

精彩活动和助人为乐是治疗抑郁情绪的良好方式，人际交往是自我痊愈的重要因素。怀孕女性要树立"我能做有利于他人的事，我不是无价值的人"的思想意识，多安排一些高兴欢乐的活动，订出每天的行动计划，经常做一些有益的事情，比如，访友聊天、参加野餐、文娱活动以及看电影、听音乐会、帮助困难家庭和残疾人士等，抑郁情绪就会明显减轻。

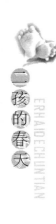

二、由简到繁　由小到大

孕妇可以将一件大的繁杂的工作分成若干小部分，根据事情轻重缓急，做些力所能及的事，由简到繁，切莫"逞能"，以免完不成工作心灰意冷。孕妇要经常锻炼，增强心理防御能力。患季节性抑郁的孕妇，经常到户外接触阳光，接触绿色植物，有助于疾病的治疗和康复。

三、学会倾诉　懂得交流

孕妇经常向爱人和朋友说出对于未来的恐惧和担忧，保证每天有足够的时间和配偶在一起，并保持亲昵的交流，可以明显缓解抑郁情绪。同时，孕妇还可以把自己的感受写出来，然后分析、认识它，哪些是消极的，属于抑郁的表现，然后想办法摆脱它。哪些是积极的，肯定自己，知道自己不是这么没有用处，每天晚上睡觉前，充分肯定自己这即将过去的一天的成绩和进步，以愉悦的心情进入梦乡。

四、家属陪伴　亲人关爱

轻、中度抑郁的孕妇一般不需进行药物治疗，可以通过家属更多的关心陪伴走出抑郁，消除消极心理。对于有自杀、自残、打人、伤人等暴力倾向的抑郁患者，则需要接受心理和药物等多方面的治疗。在预防和缓解孕期抑郁的方法上，头胎和二胎其实并没有太大差别，但基于高龄产妇特有的现实问题，家人在处理孕妇的抑郁问题方面应该更加敏感，并给予更多爱心与关心。

　　家人尽量帮助二胎妈妈做到以下几点：早睡早起，吃顿营养丰富的早餐，打扮整洁出门；扩大生活圈子，多交工作以外的朋友，培养兴趣爱好，舒缓工作上的压力；适量运动，做些孕妇体操、瑜伽等。如果家人在这些方面给予孕妇帮助，将能使孕妇尽快消除抑郁情绪，迎来人生和家庭的新希望！

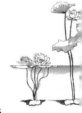

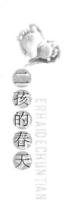

精养细护备分娩

——如何做好分娩准备工作

二胎孕妇,在心态和临时状况的应对上,要比头胎孕妇沉稳许多。面对即将分娩的征兆,"定力十足",丝毫不慌乱。有些二胎孕妇想等天亮再去医院,孩子等不及,在家就出生了;有些二胎孕妇在匆匆赶往妇产医院待产的路上,孩子心急,提前降生了;还有些二胎孕妇急急坐车赶到医院生产,没来得及办手续,孩子就出生了……这些"大胆"的二胎妈妈,认为自己生过一个宝宝,对于入院时机的把握很有信心,不愿太早入院待产,却忽略了二胎和头胎在分娩过程中存在很大的区别,容易导致惊险一幕发生。

楠楠,29 岁,是个全职妈妈。大孩,小茜,女,5 岁,正在上幼儿园小班。因为好几个月例假没来,体重也增加了好多,所以楠楠 5 个月前到小诊所检查,当时那里的医生没说她怀孕,楠楠就以为是例假不规律,放心地回去了。又过了 3 个月楠楠的例假还没来,就到医院检查,一查竟然怀孕 8 个多月了,楠楠是又惊又喜,喜的是自己有二孩了,惊的是自己竟然毫不知情。昨天晚上 11 点 10 分左右,楠楠突然感觉自己肚子非常疼,就给在附近买东西的丈夫打了电话。丈夫赶紧回来把楠楠扶上自家小车送往医院,可还没到医院二孩就在路上出生了,脐带还连在体内,幸亏医生及时赶来进行断脐,时间仓促,医生只能用棉袄将二孩包裹着,第一时间把二孩送到了医院的产房,幸好母子平安。

像楠楠这种"心大"的粗心妈妈毕竟少数。二孩妈妈只要是规则收缩开始或见红,就应立即到医院待产,尤其是曾有急产病史的二胎产妇更应提高警惕。在家中或路上紧急分娩是很危险的,由于没有专业的医务人员和特定的医疗设备,胎儿出生后易造成窒息,断脐过程中还很容易因为细菌感染而引发破伤风,胎盘滞留或排出时没有处理好的话,还会造成产后大出血,危及产妇生命。那么,应该如何正确对待二胎分娩呢?

一、产前检查定期做

二胎孕妇切忌不能因为有了头胎"经验"而不重视孕检,怀二胎不及时产检很危险。因为阴道经过第一胎临盆时的扩张,二胎生产过程更"快",有些二胎孕妇往往感觉还没剧烈疼痛,孩子就已经出生。在家中紧急分娩,一旦发生难产,会威胁母婴生命安全。定期进行产前检查,及早发现问题,及时处理,二胎孕妇产兆开始时就能从容面对。

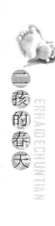

二、保证营养勤排尿

二胎孕妇产前需补充热量较高的食物，蛋白质和维生素也应多摄入，比如，鱼类、乳制品、蛋类等，充足的营养能承担分娩对产妇的精力损耗。保证每日有充分的水分摄入，主动排尿，可以助力孕妇分娩。

三、适量运动省体力

二胎孕妇产前应保证休息，放松心情，不消耗过多体力。身体状况正常时，适当进行散步、慢走等轻柔运动，有利于婴儿顺利分娩。

四、宫缩阵痛巧应对

当宫缩来临时，二胎孕妇应躺下或找到能减轻疼痛的姿势，同时进行深呼吸，舒缓情绪。这时除了二胎孕妇要保持镇静外，家人也应该从容面对，一方面迅速打电话到医院进行求助，另一方面如孕妇羊水早破，必须迅速地帮孕妇找好平躺的地方，垫高臀部，做好护理。

五、分娩方式可选择

如果第一胎是顺产的妈妈，二胎分娩时如果没有阴道分娩的禁忌，一般还是采用产道分娩。如果第一胎是剖宫产，只要子宫恢复得好、二胎体重控制好，再次妊娠无阴道分娩禁忌症，仍然可以自然分娩，但生产中子宫破裂的风险会相对较高。所以，第一胎剖宫产的孕妇选择自然分娩时需要医生严密地全程监控。当然,为了"保险"起见,二胎分娩可以选择剖宫产。

　　二胎孕妇相对于头胎孕妇分娩时有经验多了,这经验能帮助二胎孕妇的身体更好地做好准备,整个身体适应时间和分娩过程一般都会相应缩短。二胎孕妇经过漫长的第二个孕期,可谓是心情复杂、百感交集地等待分娩,其实分娩是一个非常自然的过程,无需太过紧张或焦虑,只要孕检正常,做好分娩前的护理,出现问题能及时应对和正确处理,就可以顺利开心地迎接二孩的降临。

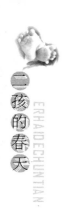
月子还需科学坐

——如何坐月子

如今，环境的污染加重，食品安全带来的隐患，生活节奏的加快，给产妇育儿带来了很多身体及精神上的压力和伤害，所以，二胎妈妈坐月子会比第一次复杂得多，如何坐好月子成了一个很重要的问题。

佳佳，32 岁。大孩小穗，女，7 岁，正在上小学一年级。佳佳生小穗时月子没坐好，月子坐完后腰还是疼，至今一直不好。眼看着夏天到了，二孩快要生了，又面临着坐月子了。想到传统习俗要求产妇捂月子、不出门，即使在炎热的夏天，也要门窗紧闭，穿厚衣、戴厚帽，不许洗澡、洗头、刷牙漱口等，佳佳就感到非常头疼。听说国外的妈妈不坐月子，生完孩子后立即就和常人一样生活、工作，佳佳希望自己也不坐月子。可婆婆却说，以前的产妇都这么过来的，坚持要求佳佳按照传统习俗坐月子，为此佳佳和婆婆吵了好几架。

产妇不坐月子或月子没坐好，会引起内脏下垂、臀部宽大、斑点难消、产后肥胖、血液循环不佳、妇科疾病、产后虚弱、易衰老、干眼症、提早更年期等后遗症。虽然中国很多传统的坐月子习俗都是以前落后环境和认识的产物，但中国式的坐月子没必要全盘否定，更没必要照搬西方，只不过可根据产妇的实际情况和身体条件，采用科学的方式坐月子。那么，二孩妈妈应该如何坐月子呢？

一、优质睡眠　科学饮食

二胎妈妈产后只有休息好，睡得香，选择科学的、符合产褥期生理状态和符合自身体质的月子餐，才能更好地恢复十月怀胎消耗的体力，为母乳喂养提供基础条件。

二、情绪稳定　身体健康

不论是第一胎还是第二胎，都要保持愉悦的心情。适度做做产后体操，有利于身心两方面得到康复。

三、母乳喂养　塑身美颜

母乳喂养的好处有许多，不仅有利于婴儿的免疫和健康，而且有利于预防乳房疾病，既能刺激子宫收缩，帮助身材恢复，又可以消除多余的脂肪，是塑身美颜健康的有效方法。虽然现在的奶粉营养也很丰富，但仍不能与母乳相比。所以，二胎妈妈应坚持母乳喂养。

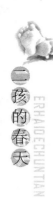

四、避免房事 防止损伤

二胎产妇休养环境必须安全、卫生、环保，并且阳光充足。不管是一胎还是二胎，女性的生殖器官经过妊娠和分娩的创伤，必须经过一段时间才能恢复正常，所以月经恢复后才能开始性生活。产钳及缝合术者，在伤口愈合、疤痕形成后才能开始性生活；剖腹产的女性至少要等到三个月以后才能开始性生活。

产妇坐月子在中国有悠久的传统，是中国医学在产妇保健方面经过漫长岁月的经验总结，有它的道理。人种不同，体质是不一样的，白种人能量代谢高，肉食消耗多，性功能强，肾气旺，抗寒能力也强，女人生完孩子后可以喝冷水，吃雪糕，衣着单薄，我国的产妇就不行。中医对分娩前后的身体状况作了一个形象的描述：产前一盘火，产后一盘水。所以，二胎妈妈不能因为是第二次生孩子而忽略了坐月子，如果觉得第一次坐月子没什么问题，第二次坐不坐月子就无所谓了，这是不对的。其实第二次坐月子更重要，只有各个方面都护理好了，才能让身体恢复得更健康！

月子餐里有讲究
——如何搭配月子餐

　　我国从汉代就有坐月子的习惯，产妇在坐月子的时候吃的餐点叫月子餐，主要用于饮食和调理，分为普通饮食和中医食补两类。月子里饮食和调理是改变女人体质的好机会，利用正确的食补和适当的休息，可以帮助产妇恢复产前身体状况，使变形的内脏恢复弹性，改善体质。

　　丽娜，33岁，是个舞蹈老师。大孩小宝，男，9岁，正在上二年级。二孩小贝，女，出生20天还不到。最近丽娜心里既高兴又害怕，高兴的是终于凑成了"好"字，圆了人生子女双全的梦，害怕的是怕月子里大补后身材走形。所以，丽娜对自己的体型恢复特别在意，她给月嫂下了"死命令"，就是"一定不能发胖"，月子里不吃糖、少吃盐、不吃酱油，肉要少吃，汤要少喝，早餐一碗小米粥一个鸡蛋一点青菜，午餐和晚餐一碗米饭一块肉和青菜。月嫂开导丽娜："营养过量不行，但没有也万万不行。你就是不为了自己，也得为宝宝着想啊！"可是，丽娜怎么也不肯听。结果，小贝的黄疸一直退不了，还有轻度肺炎，这可急坏了丽娜。

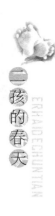

　　如果月子餐的饮食不合理，不仅对产妇身材恢复不起作用，甚至可能使产妇落下病根，给未来的生活造成不便。所以，月子期间的饮食不能随意，要针对二孩妈妈的身体恢复情况、个人体质以及家庭经济承受能力来科学搭配。那么，应该如何科学搭配好二孩妈妈的月子餐呢？

一、调理进补分阶段

　　月子餐的搭配一定要分阶段，按照产妇身体、口味等，尽量做到平衡膳食、营养合理，让产妇一边调理一边进补。产后第一周，产妇分娩身体比较虚弱，胃口相对较差，还不适合进补，主要是以排出腹内的恶露、废水及废物为目的，此阶段的月子餐应该尽量清淡，拒绝油腻。比如，鱼粥加炒青菜、小米粥、糖水煮鸡蛋、鸡蛋羹、牛奶、豆浆、藕粉、馄饨、芦笋牛柳、芹菜肉片等。产后第二周，产妇的身体主要以收缩子宫、收缩骨盆腔为主，此阶段产妇分娩时的伤口已经基本复原，胃口也有好转，月子餐搭配可以适当进补，主要以补血和补维生素为主。比如，木耳肉片、麻油炒猪心、大枣猪脚花生汤、鱼香猪肝等，若能加入少许枸杞、山药、茯苓等，效果更佳。产后第三、第四周，此阶段恶露基本已经排干净，正是进补和催乳的好时机，宝宝的胃口开始变大，妈妈的奶水要跟上宝宝的需求，月子餐可以多搭配一些滋补的汤料。比如，鲫鱼汤、猪蹄汤、蛋花汤、排骨汤、鸡汤等。如果加入通草、黄芪等中药,催奶效果会更有效。

二、产后饮食讲原则

分娩后六周左右是全身各组织快速恢复的一个关键时期,这段时间是器官能否恢复到分娩前状态的关键时期,故在饮食上一定要讲究。这段时间的饮食原则是:精——量不宜过多,饮食量视奶水量适当调整,否则,过量的饮食容易引起产后肥胖;杂——食物品种多样化,尽量丰富多彩;稀——水分要多一些,比如,汤、牛奶、粥等;软——食物的烧煮方式以细软为主。要增加鱼、禽、蛋、瘦肉、海产品摄入,多食用含铁丰富的动物血、肝,多吃些海产品,多吃新鲜蔬菜和水果,适当增加奶类摄入,必要时要补充钙剂。不可以吃盐分高、酸性、生冷、辛辣的食物,避免偏食、挑食导致食物选择和分配不均衡。

三、营养成分有讲究

首先,二胎妈妈的月子餐主副食种类要多样化。粗粮和细粮都要吃,不能只吃精米精面,还要搭配杂粮,比如,小米、燕麦、玉米粉、糙米、标准粉、赤小豆、绿豆等,这样可以保证各种营养成分的摄取。其次,月子餐要富含蛋白质。月子里要比平时多吃一些蛋白质,尤其是优质蛋白质,比如,鸡、鱼、瘦肉、动物肝、豆类等,但不可过量摄取蛋白质,否则会加重肝肾负担,还易造成肥胖,反而对身体不利。再次,要多吃含钙和含铁丰富的食物。哺乳时对钙的需求量很大,

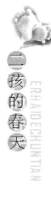

需要注意补充；产后出血及哺喂宝宝，补充铁也是非常必要的，不然容易发生贫血。如果在饮食中多吃一些含铁的食物，比如，动物血或肝、瘦肉、鱼类、油菜、菠菜及豆类等，就可防止产后贫血。最后，要合理摄取必需脂肪，但也不能摄取过度。妈妈饮食中的脂肪含量及脂肪酸组成，会影响乳汁的营养成分，这些营养成分对二孩的大脑发育很有益，特别是不饱和脂肪酸，对二孩中枢神经的发育非常重要。

四、月子餐里有禁忌

首先，不能吃生冷的食物。坐月子的目的是将怀孕及生产所消耗的气血补回来，此时吃寒凉性质的食物容易腹泻，会伤害脾胃，让产妇种下病根。因此，月子期间的饮食以温热适口为主，避免冰饮料、瓜类、生鱼片等冰凉食物，若要吃水果，可以切小片置于热水中，过一段时间再拿出来吃。其次，不能吃太咸食物。人体有水钠平衡机制，一旦吃太咸，钠含量就会过高，为了维持平衡，就需要大量喝水稀释，此举会导致血容量与体液增加，加重器官负担，还会延长水分在体内的滞留时间，产后水肿的症状会更严重，对健康和体态恢复都不好。再次，不能吃太酸食物。酸的特质是收敛固涩，酸性食物会止汗、止泻，吃太酸食物会妨碍消化功能，干扰身体正常排汗，脾胃容易出毛病。最后，不能吃过量辛辣物。适量摄取辛辣食物对人体有益，辛味可以解除湿气，能生发阳气，有祛风散寒、活血通络的功效。但过量食用辛辣食物容易使人烦躁、上火，如果生食，短时间内就会聚集大量热气使身体干燥,让身体上火,出现嘴巴破、舌头破、口臭、便秘或痔疮,同时通过乳汁影响婴儿,使其出现相同的症状。另外,产妇坐月子时还不能吃坚硬、油炸物。油炸物在烹调过程中脱去水分,会导致便秘、乳汁不足与肤质变差、睡眠品质不佳等。

　　二胎妈妈在生完二孩后元气大伤,身体虚弱,在产后适当进补是有必要的,但不能大补特补,因为大补特补会使二胎妈妈出现营养过剩、肥胖,此外还会引发各种疾病。产妇营养过剩会导致奶水中脂肪含量增多,使婴儿过度肥胖。所以,二胎妈妈的膳食要清淡,食品种类要丰富,经常变换花样,多做营养的汤水,少用煎、炸不利于产妇消化的烹调方法。进食中药或药食同源的补品最好去看看中医,等中医切脉后再定进补的方案。总之,产后吃得好、吃得科学合理、吃得健康,妈妈和二孩才会有一个健康的身体,才会有更美好的未来。

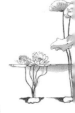

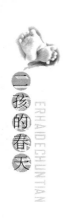
产后护理讲方法
——如何做好产后护理

　　许多二孩妈妈是高龄产妇，身体素质或多或少有所下降，十月怀胎和分娩，会消耗二孩妈妈很多体力，子宫复旧的速度比第一胎时相应减慢。如果在分娩过程中因宫缩乏力等问题使产程延长，或发生难产，子宫复旧的速度更容易减慢。子宫复旧减慢，身材、皮肤等的恢复也就需要更长时间。因此，二胎产后的护理和调养显得尤为重要。

　　柳姻，32 岁。大孩小兵，男，今年 3 岁。二孩小兵，男，刚生下来才 10 多天。看到媳妇连生了两个儿子，婆婆非常满意，月子里护理媳妇的积极性很高，对柳姻照顾得非常好，每天鸡汤、排骨汤、鱼汤和猪蹄汤等变着花样做给柳姻吃，红糖水也是每天必须喝的，婆婆说要一直吃到满月。婆婆不许柳姻下床，不许洗头、刷牙，把房间弄得密不透风，门窗紧闭，让柳姻裹头扎腿，严防风袭。婆婆常说，女性坐月子期间，身体恢复尤其关键，月子坐好了，很多身体毛病也会随之而去。柳姻很想洗头洗澡，把自己弄得干干净净，但不知这样做是否正确，害怕婆婆看见后不高兴。柳姻感到左右

月子期间有许多护理禁忌，有些地方就没有这方面的要求。但不管怎样，二孩妈妈的产后护理非常重要，绝不能疏忽大意。其实，二孩出生以后，每天都有两个孩子围着妈妈。产后护理得好，妈妈就能更早品尝到两个孩子健康成长带来的快乐！

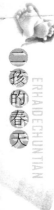

产后恢复不放松

——如何做好产后恢复

由于年龄偏大，基础代谢率降低，二胎产妇产后恢复比生一胎时要慢一些。在生完二孩之后，大约需要 7 天时间，子宫壁才会恢复到和原先一样；大约 7~10 天时间，子宫颈的内口才会闭合；大约 4 个星期，子宫颈才会恢复到原先的正常尺寸。

晓晓，33 岁。大孩小洋，男，3 岁。晓晓当模特时身高 168cm，体重 45 公斤，生完小洋后，体重一路飙升到 150 斤。晓晓为了重新找回苗条的身材，就靠地狱般的饥饿减肥法瘦下来，但由于减肥方式不当，晓晓心脏无法承受负荷，不得不入院治疗。晓晓身体刚康复出院，又怀上了二孩。剖腹产下女儿之后，晓晓决定及时做好产后恢复工作，还是决定先减肥，但无论采用什么样的减肥方法，晓晓再也无法瘦回当初，体重始终停留在 63 公斤左右。晓晓觉得，下半辈子注定跟苗条无缘了，无奈做了一个"心宽体胖"的妈妈。

产后恢复包含产后的体形恢复、产后的子宫恢复和产后的心理恢复等,在此阶段,不仅要加强营养,多注意休息和阴部卫生,还要坚持适当运动。那么,二孩妈妈应该如何正确做好产后恢复呢?

一、子宫复旧

子宫复旧的快慢与产妇的年龄、分娩次数、全身健康状况、产程长短、分娩方式及是否哺乳有一定关系。怀孕前的子宫,大小约像一个拳头,为了孕育新生命,撑大了快20倍。在子宫复原的过程中,需通过强有力的"肌肉收缩"动作,恢复到原来的大小。因此,在产后1周内,产妇常会感到子宫收缩带来的疼痛。为促进子宫尽快恢复原状,产妇卧床休息时应尽量采取左侧卧位或右侧卧位的姿势,避免仰卧;同时要适量下床活动,注意及时排便、母乳喂养和阴部卫生,帮助子宫复原和恶露排出。

二、盆底恢复

对于二孩妈妈来说,有一个问题必须警惕,那就是盆底损伤。产后盆底功能的恢复要遵循循序渐进、适时适量、持之以恒的原则进行。女性的盆底肌犹如一张"吊网",紧紧吊住尿道、膀胱、阴道、子宫、直肠等器官,固定其正常位置,并具有控制排尿、排便、维持阴道的紧缩度等多项生理功能。不管是剖腹产还是顺产,整个孕期都是依靠盆底肌来承托日益增大的胎儿,怀孕对女性的盆底本身就是一种损伤,盆底肌肉会在持续受压中逐渐松

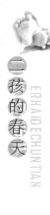

弛。生二孩，盆底二次承重，损伤更大。因此，二孩妈妈更要注重盆底恢复，在产后一定要进行盆底功能检查，医生会根据检查结果，判断是否需要进行相应的盆底康复训练或治疗。

三、身材恢复

二孩妈妈产后两个月是身材恢复的黄金时期。首先，适当做些温和运动，比如，散步、慢跑、瑜伽等，加速体内新陈代谢，消耗身体多余脂肪。其次，合理调节饮食。产后恢复有一段时间，期间需要妈妈补充各种营养，如果此时想为以后瘦身打下基础，可以请专业营养师定制适合的菜谱，该摄入多少热量，需要多少营养素都详细列出来，在补充营养的同时达到瘦身的目的。第三，适当进行劳动。二孩妈妈适当进行家务劳动，也可以达到减肥塑身的目的。

四、心理恢复

二孩妈妈产后会体验到狂喜、愉快、伤心甚至郁闷等种种情感，这主要是由于二孩妈妈体内的激素水平变化造成的。当然，二孩妈妈承受的压力也是情绪变化的因素之一。二孩妈妈在孩子出生后的 3～7 天里觉得不开心，甚至忍不住要掉眼泪，这是正常的情绪，只需要心情放松，好好休息，这种状况几天就会过去；部分二孩妈妈会出现产后抑郁症状，包括疲劳、有负罪感、易怒、焦虑等,二孩妈妈如果觉得情绪有问题,可以咨询医生,寻求专业帮助。

　　产后1~3个月是女性生理心理最脆弱的时期,这段时间恢复的好坏将直接关系到女人的终生健康。二孩妈妈产后恢复工作做得越好,二孩妈妈的生命就会越精彩,二孩家庭就会有更多的快乐和笑声。

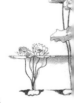

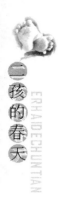

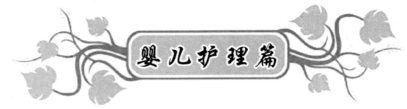

婴儿护理篇

母乳喂养是首选

——如何科学喂养二孩

　　婴儿的喂养方式有母乳喂养、人工喂养、混合喂养等几种方式。人工喂养是指以奶粉、牛奶、羊奶、豆浆、奶糕或其他代乳品的方式喂养,其中以牛奶最通用。混合喂养是指以母乳加奶粉的方式喂养。在这三种婴儿喂养方式中,母乳喂养是最好的,母乳是婴儿的第一天然食品,它可以为婴儿提供所需的能量和营养素。

　　晓婷,34岁。大孩小涛,男,12岁,正在上小学四年级。晓婷是一位二孩妈妈,10年前剖腹产生下小涛后,医生就建议她母乳喂养,由于她的乳头是内陷型的,喂养小涛的第一个月就是一部血泪史,每一次喂奶都像是在上刑，忍着刀疤的疼痛，乳头破皮出血愈合再破皮出血，晓婷还是坚持了下来，足足喂养了小涛 10 个月。这次二孩还在肚子里时，晓婷就已经做好了纯母乳喂养的准备，但是事情并没有她想象得这么顺利。晓婷怀孕 30 周，因为凶险性中央前置胎盘出血进入人民医院保胎，到 33 周时出血量增多，被迫终止妊娠，二孩只得早产 7 周，被送进了新生儿监护室，晓婷本人也因为大出血抢救了近 4 个小时。手术以后晓婷身体非常虚弱，家人劝她放弃母乳喂养，好好调养身子，可是晓婷看到二孩瘦小的身体，开始犹豫了。

母乳喂养不仅有利于婴儿感觉和认知的发育，防止婴儿患传染病和慢性疾病；而且对母亲的健康和福祉也同样有好处，可以降低患卵巢癌和乳腺癌的危险，是亲子联系紧密的纽带。但二胎妈妈如有心衰、精神病、患结核病、甲状腺功能亢进或是甲状腺功能减退，在接受药物治疗期间，不适宜母乳喂养，可以在医生指导下喂养一定量配方奶粉，并根据婴儿体格发育情况逐步过渡到普通配方奶粉喂养。那么，二孩妈妈应该如何做到科学喂养呢？

一、身体保健要做好

首先，二孩妈妈饮食应以富于营养、容易消化的食品为佳，做到调饮食，护脾胃。其次，二孩妈妈要畅情志，防肝郁，乳汁的分泌与精神因素有密切的关系，精神愉快、心情舒畅、身体健康，就不容易发生乳汁不足或其他乳病。最

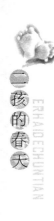

后，二孩妈妈每次哺乳前应清洗乳头，以免不洁之物进入婴儿口内。

二、喂养方法要正确

二孩妈妈虽有过大孩的哺乳经验，但孕前还是要积极进行乳房保养。首先，做好乳房保健。从怀孕第 5 个月开始，经常用香皂和清水擦洗乳头、乳晕，并在清洗后的乳头及乳晕上涂一层油脂，以使乳房皮肤逐渐坚韧；用热毛巾敷盖乳房并轻轻按住，用指腹在乳房周围以画圈方式进行按摩；戴宽松的胸罩，防止胸罩过紧使乳腺发育不良及胸罩上的纤毛阻塞乳腺管；每次洗澡后在乳头上涂上油脂，用拇指和食指轻轻抚摩乳头，及早向医生请教矫正内陷或扁平乳头的有效方法。其次，尽早给婴儿开奶，按照世界卫生组织和联合国儿童基金会的新规定，产后 30 分钟内要尽可能给婴儿开奶，使二孩得到最珍贵的初乳。一开始不必硬性规定喂母乳的次数、间隔和喂奶量，而是每当婴儿啼哭或觉得该喂了就抱起喂母乳，婴儿能吃多少就吃多少，这样可使产妇体内催乳素分泌增多，从而使泌乳量增加，并且还可预防产妇发生乳腺炎。再次，要注意正确的喂奶姿势。产妇要帮助婴儿含吸住乳头及乳晕的大部分，这样可以有效地刺激泌乳反射，使婴儿能够容易地吃到乳汁；喂乳时注意不要留有空隙，以防空气乘虚而入。用奶瓶喂时，也应让奶汁完全充满奶头。喂完奶后，最好让婴儿趴在大人肩上，用手轻拍婴儿后背，拍出嗝来再把婴儿放下。

三、喂养误区要避开

不少二孩妈妈怕肥胖，急切希望能恢复昔日苗条的身材，有些二孩妈妈甚至在分娩后拒绝给婴儿哺乳，理由是怕出现乳房下垂、身材走样等的问题。其实，产妇大量补充营养才是造成身材走形的主因，婴儿的吸吮过程可以促进母亲催产素的分泌，促进母亲子宫的收缩，能使产后子宫早日恢复，有利于消耗掉孕期体内堆积的脂肪；有些二孩妈妈怕劳累，产后尽可能推迟开奶时间。二孩在出生后 20 ~ 30 分钟之内，吸吮反射最为强烈，这时就要喂养，及早喂养不仅能让二孩适应乳头吮吸的感觉，养成良好的吮吸习惯，也能刺激母乳的分泌，保证哺乳期乳汁的足量供应；还有一些二孩妈妈怕疼痛。其实，出现乳房疼痛、乳头皲裂是喂养方法不当所致的。

四、人工喂养要科学

二胎妈妈如因身体或其他原因不能母乳喂养的，可选人工喂养或混合喂养方式。人工喂养首选是喂牛奶，喂牛奶就要准备奶瓶和奶嘴。市售的有玻璃奶瓶和塑制奶瓶两种，玻璃奶瓶可以蒸煮消毒、容易洗涮干净，也可以放微波炉消毒或加热牛奶，不会产生不利健康的化学元素。塑制奶瓶有便利携带、不致打碎的好处，所以，最好买多个玻璃奶瓶，买一两个塑制奶瓶以备外出时用。玻璃奶瓶在泡入热开水时容易开裂，最好买来后先放到锅里加水蒸煮一下，可以有效

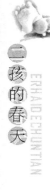

防止热胀冷缩造成的开裂。奶嘴一般是橡皮的，买时要选稍厚的，不要太薄的，因为太薄的容易开口发生破裂，使婴儿呛着奶。奶嘴买来后可根据婴儿的食欲，用烧红的针捅三到四个眼，食欲大的眼多一两个，食欲小的眼少一两个。注意眼别挨得太近，以免婴儿用力吸吮时会发生破裂，破裂易引起婴儿一下吸入过多牛奶而呛着。奶瓶使用前一定要洗净、蒸煮消毒，奶嘴不能蒸煮，但也要用温开水洗净晾干。干净的奶瓶奶嘴要放在干净干燥的地方，有条件的最好放入消毒柜内。

母乳喂养有利于婴儿健康成长，特别是初乳，含有婴儿所需要的丰富营养，是任何乳制品不可替代的优质乳，婴儿能吮吸到母乳，对健康成长是十分有益的，可谓有百益而无一害，所以二孩妈妈要尽量用母乳喂养。有妈妈奶吃的二孩是幸福的，其实能让二孩吃上妈妈的母乳又何尝不是二孩妈妈的幸福呢？

小小疫苗保护神
——如何护理二孩预防接种

出生不久的二孩，免疫系统没有发育成熟，抵抗力比较差，容易受到各种疾病的危害，有必要对孩子实行计划疫苗的预防接种，这样可以有效地降低百日咳、麻疹、破伤风以及肺结核等这些疾病的发病率。

笑笑，33 岁。大孩小渊，女，9 岁，正在上小学二年级。二孩小博，女，出生 8 个月。有一次，笑笑夫妻去医院给小博接种了麻疹疫苗，当时笑笑还跟老公说了一句："听说现在很多小孩接种麻疹疫苗以后发烧，我们可要多注意小博的身体！"接种 3 天以后夫妻俩都放松了警惕，以为都过了 3 天还没反应，应该是没事了，正当他们都松了一口气的时候，就在接种后的第 4 天，小博发烧了，一早起来就一直粘在外婆的怀里。外婆用体温计一量，38.3 度，马上打电话通知笑笑夫妇，笑笑一接到电话就请假回家了，回去以后给小博贴上降温贴，并且在丈夫的电话遥控指挥下用温水给小博擦手心、脚心、腋下等，好在没吃任何药物通过物理降温的方法使烧退了。

疫苗是二孩健康的"保护神"，定期给二孩接种疫苗，是

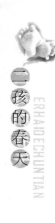
孩子健康的有力保证。不过疫苗毕竟是一种异物,部分孩子接种疫苗后会在接种部位发生红肿、疼痛、硬结等,或出现发热、全身不适、倦怠、食欲不振、乏力等症状。那么,当孩子预防接种出现了不良反应后,家长应该如何做好护理工作呢?

一、精心做好准备

家长在孩子接种前要做好准备工作。家长要带上孩子的户口簿、出生证以及出生时在医院的接种卡,到所居住的社区医院或疫苗接种站办理预防接种证;在接到疫苗接种通知后,要精心照顾孩子,以防孩子有感冒等不适症状,如果孩子有感冒发烧等不适症状,要等孩子康复后再接种疫苗;打疫苗前可给孩子洗一次澡,保持皮肤清洁,并换上宽松衣服,带上奶瓶、零食、纸尿裤、湿纸巾、小玩具之类的物品,以备不时之需。

二、常见反应护理

孩子接种后应在现场留观 30 分钟,确定孩子无反应后再离开接种门诊;回家后要特别注意孩子的体温变化,尽量让孩子多喝水、多休息,多吃水果、蔬菜,少吃或不吃刺激性强的食物,比如,葱、姜、蒜和辣椒,不吃易过敏的食物,比如,鸡蛋、鱼虾或从未吃过的新食物等;当天接种后尽量不要洗澡,以免感染接种部位。有些孩子在接种后出现体温升高,有些孩子会出现头晕、全身不适、疲倦、恶心、呕吐、腹痛、腹泻等反应。如果此类反应较轻微,只要注意休息、多饮水或给予对症处理就可以了。如果高热不退或症状较重时,应去医院就诊;如果接种后注射部位出现红、肿、热、痛等反应,可以用干净毛巾热敷,情况严重的应送医院处理。

三、异常反应护理

有些孩子在接种时由于恐惧、精神紧张、疲劳、空腹等原因,可能在注射时或注射后数分钟发生头晕、心慌、面色苍白、出冷汗、手足冰凉、心跳加快等晕针的表现,这时应立即使孩子平卧,饮少量的热水,并注意鉴别是否为过敏性休克。孩子接种疫苗后,如果出现腹泻、腹胀、食欲不振等症状,就要注意饮食清淡;如果接种部位出现硬结,家长可以在硬结的局部放上干净、干燥的小毛巾,进行温敷。如果接种后,出现红、肿、热、痛等炎性反应,若症状较轻,且红肿部位的直径较小,可给孩子穿清洁柔软的衣服及勤换衣服,同时避免孩子用手去抓炎症性部位;若炎性反应较为严重,除了勤换衣服外,还应该遵医嘱进行处理。如果接种后,出现皮疹,要注意好皮肤的清洁,最好给孩子穿棉布做的衣服,切不可乱用香皂、热水清洗皮疹部位或者使用刺激性的药物止痒。

四、严重反应就医

孩子接种疫苗后,若发生持续发烧、高温不退现象、接种部位出现了化脓、出现皮疹较为严重,出现心慌、脸色苍

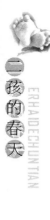

白、出冷汗、手脚发冷、口唇青紫、四肢抽搐、呼吸困难、昏迷等症状，家长需及时送医院，并向接种单位进行报告。

　　小小疫苗，健康保障。对绝大多数孩子而言，接种疫苗是安全的。为减少不良反应的发生，家长可在接种前了解接种疫苗的品种、作用、禁忌、不良反应以及注意事项，配合接种医生，提供孩子的健康状况与接种禁忌等情况。针对孩子出现接种疫苗后出现的一些不良反应家长应妥善地进行处理，以保证预防疫苗可以达到最佳免疫效果，这样孩子才能健健康康成长。

婴儿药箱用处大

——如何准备婴儿药箱

每个孩子都是家里的小天使，衣食住行受到家长的精心呵护。婴幼儿因其免疫力、自制力与成年人比相对较弱，容易生病。二孩会爬、会走、会跑之后，容易磕碰，或者一不小心就来个感冒发烧流鼻涕，遇到这样的情况，做父母的心中焦虑可想而知，有时候去医院又不太方便，这时候家庭婴幼儿小药箱就派上用场了。

素素，女，32岁。大孩小清，男，5岁，正在上幼儿园中班。二孩小楚，女，出生才4个月。素素在小清出生前对家用小药箱是不屑一顾的，药都有保质期的，过期了就要丢掉很浪费，生病直接去医院开药就行了！事情在两年前的一天发生了转折。那时小清3岁，有天深夜突然发烧了，素素先拿体温计帮他测量体温，已经到了38.7度，当时家里什么退烧药都没有，老公还在上夜班。素素忙拿温水给儿子擦身，希望用物理方式给他退热，但效果并不明显。素素实在没办法，在晚上11点多的时候，走出家门，满世界找还没关门的药店，看能不能买到一点药，结果却让她极端失望，什么都没有买到，只能揪心地守着小清。等到12点钟老公下班回

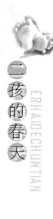
家，素素夫妇赶紧抱上儿子去医院，到医院医生说问题不大，开些药就可以回家了。那次的教训让素素夫妻俩刻骨铭心，如果家里有药箱，肯定就不用去医院了。第二天，素素就开始买些备用药回来，准备了家庭药箱。小楚出生后，素素准备得更齐全了。

有孩子的家庭，应该都要常备一些急救用品，准备一个家庭婴幼儿小药箱，当孩子身体欠佳时，可以很快为孩子做些简单和迅速的处理，确保孩子的健康成长。那么，应该如何准备婴幼儿小药箱呢？

一、种类齐全心不慌

家庭婴幼儿小药箱可以备有感冒类、抗生素、摔伤跌伤等外伤类药和防止烧（烫）伤类药。抗生素的选择应遵循医生或药剂师的建议，并严格按照说明书的处方服用；如果孩子有严重跌伤或跌落后行为不正常，应进行简易的卫生和防护处理后，再上医院治疗；如果孩子被热水等烫伤，立即将烫伤的部位降温，然后用干的绷带或布轻轻盖在烫伤的部位，再去医院做进一步检查和治疗。

二、注意事项早知晓

父母准备家庭小药箱，就是为了确保孩子健康成长，所以在使用家庭婴幼儿小药箱时，要对注意事项了如指掌，科学使用。（1）要注意所保存药品的出厂日期和有效期，及时清除过期药品，家庭小药箱必备基础药3~6个月应清理一次。各种药物应该有标签，写清药名、含量及用法。（2）要定期检查药品，看看有无短缺，及时更新。若发现药片变色，药液混浊或沉淀，中药丸发霉或虫蛀等应丢弃不用。（3）选择不良反应较少的药品。新药由于上市时间短，可能会出现一些意外的不良反应，不适于家庭备用。（4）药是有保质期的，故药品不要囤太多。药品必须放在孩子够不到的地方。

三、用药安全是第一

医学是一门专业性很强的学科，家长应对此保有一定的敬畏心理，尊重专业人士的建议。药品买回家要看清说明书研究好适合孩子的药量，可以用红线标出；在服药的时候做记录，记下每次用药的情况，以免间隔服用时出错。如果家长不能确定孩子的病情，不能在家解决或是拿捏不好用药的剂量，一定要去医院问医生。如果孩子的病情严重，也不要在家逞强，应及时就诊，这样更有利于孩子的健康。

四、理性对待海淘药

现在全球购、代购非常方便，很多家长信赖国外药品，但对海淘药品应保持一份理性、谨慎的心理。外文说明书磕磕碰碰才能看明白，用药剂量的单位换算也特别麻烦，而且药品的保存是有要求的，冷藏、避光、防潮之类，快递途中这些要求不一定能达到。

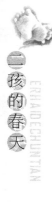
　　随着人们生活水平的不断提高，在提高物质文化水平的同时，更加注重身体的健康。大多数二孩家庭会准备婴幼儿小药箱，放些常用药品。婴幼儿小药箱会给家长带来很多方便，能应付常见的小伤、小病，能预防突发情况，病情较轻时来应急也能得心应手，免除后顾之忧。家中常备小药箱，上火过敏不用慌，不怕风寒和感冒，二孩健康有保障。

遭遇黄疸心不慌

——如何护理二孩黄疸

对新生儿来说，生理性黄疸是个常见又特殊的生理现象。大部分宝宝在出生后都会出现轻重不同的黄疸。这是由于新生儿血中胆红素较多，而肝脏功能还没发育完全，胆红素不能及时代谢出去，导致血中的胆红素水平升高，表现为额头、胸部、四肢的皮肤以及眼珠等部位发黄。新生儿一般在出生后 3 天开始出现黄疸，7~10 天到达最高峰，两周后可以消退。

李玲，30 岁。大孩小花，女，3 岁。二孩小草，女，出生 20 多天。小草早产，出生时体重只有 2.5 千克。小草从生后第二天便有生理性黄疸，约两周左右黄疸就消退了。但小草现在已满百天了，不知何因，近几天小草又出现全身皮肤黄染，逐日加重。李玲夫妇不敢多想，赶紧抱着小草来到市儿童医院，最后确诊为乳儿肝炎综合征，收入住院治疗一个月，终于痊愈出院。李玲提着的心终于放下了。

二孩发生黄疸后，家长要注意观察黄疸发生的时间、部位、程度变化，注意区分生理性黄疸和病理性黄疸。一般生

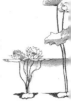

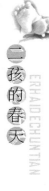
理性黄疸对健康影响不大,不需要接受治疗,但若发生肌张力低下、嗜睡、吸吮反射减弱、发烧、呕吐等情况,应及时就诊,切莫延误病情,失去治疗时机。那么,家长应该如何正确对待二孩黄疸呢?

一、早做预防

怀孕女性遭受湿热侵袭会累及胎儿,使胎儿出生后出现胎黄。故妊娠期间,怀孕女性应注意饮食卫生,食饮有节,不过食生冷食品,不过饥过饱,并忌酒和辛热之品,以防损伤脾胃。如果妈妈有肝炎病史或头胎曾有病理性黄疸婴儿者,再妊娠时应作预防,产前宜测定血中抗体及其动态变化,并采取相应预防性措施。在分娩时应加强监护,产后也应对婴儿进行严密的监护,一旦出现黄疸症状应及时治疗。

二、早排胎便

产妇要尽早给新生宝宝喂养,促使胎便尽早排出。胎便含有很多胆黄素,胎便不排干净,胆黄素就会经过新生宝宝特殊的肝肠循环,重新吸收到血液里使黄疸增多。同时,产妇要注意观察宝宝大便的颜色,如果是肝脏胆道发生问题,大便会变白,但不是突然变白,而是愈来愈淡,如果此时身体突然黄起来,就必须带婴儿去看医生。因为在正常的情况下,肝脏处理好的胆红素会由胆管到肠道后排泄,粪便就带有颜色,但当胆道闭锁,胆红素堆积在肝脏无法排出,则会造成肝脏受损,这时必须进行手术,使胆道畅通或造新的胆道来改善。

三、多饮开水

判断新生宝宝液体摄入是否充足的办法是看新生儿的小便,如果次数不足,有可能液体摄入不够,不利于胆黄素的排泄,不利于减少黄疸的程度。

四、多加观察

黄疸是从面部开始黄,从脚开始退,而眼睛是最早黄,最晚退的,所以可从皮肤和眼睛开始观察。同时,要观察胎黄婴儿的全身症候,如果出现精神萎靡、嗜睡、吮乳困难、惊慌不安、容易尖声哭闹或抽搐等症状,都要去医院检查。另外,婴儿皮肤、脐部及臀部要保持清洁,防止破损感染,避免新生宝宝受寒和饥饿,注意保暖。

五、勤喂母乳

良好的母乳喂养方式可以促进肠道蠕动增加,促进胆红素从大便中排出,来减轻黄疸程度。故二孩妈妈应该坚持母乳喂养,增加母乳喂养的次数。若婴儿患母乳性黄疸且黄疸较深时,可暂停或减少母乳,改用新生儿配方奶,2~4 天后黄疸减退后,再用母乳喂养。采用这种间断喂养法,虽然有黄疸再现的可能,但会逐渐消退。所以不必因黄疸而放弃母乳喂养。

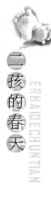

  一个健康可爱二孩的降生总是会给家人带来无限欣喜，黄疸是很多新生儿都会出现的问题，宝宝出现病症，家长也会很揪心。其实新生儿黄疸一般两周后会自愈，但如果出现黄疸持续不退而且有加重的迹象，同时有哭闹增多、嗜睡、吸吮反射减弱、发烧呕吐等现象，就要及时送医。当新生儿遭遇黄疸，家长不用惊慌，只要弄清楚缘由，细心呵护，宝宝就会好起来的，就能健康成长。

宝宝腹痛精心护
——如何护理二孩腹痛

腹痛是孩子最常见的症状之一，也是某些疾病的早期信号。由于孩子年龄尚小，腹痛发作时多不能准确地表达，只会哇哇大哭、两肢蜷曲或手按腹部，表现出一副痛苦不堪的样子，不少家长见到此种突如其来的状况，往往会不分青红皂白地采取热敷、按摩患儿腹部或服用止痛药的办法来帮助止痛，以至延误或加重病情。

子嫣，30岁。大孩小文，女，8岁，正在上小学一年级。二孩小明，男，10个月大。小明长得又白又胖，模样十分逗人喜爱。可是，自昨晚起小明竟莫名其妙地哭闹不安，吐奶好几次，边哭边蜷缩着腿捂着肚子，情绪特别糟糕。子嫣心想可能小明受凉引发了腹痛，就用热水袋暖孩子的肚子，并不时地按摩小明腹部，但还是很难哄小明入睡，断断续续的啼哭声把子嫣夫妇整整折腾了一夜。今早起床后，子嫣见小明拉出的大便带果酱样，这下着急了，赶紧带孩子到医院就诊，经过儿科专家会诊，最后确诊为肠套叠。住院后通过空气灌肠复位获得成功，几天后病愈出院。

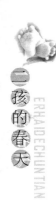
引起婴幼儿腹痛的原因有饮食不洁引起的急性肠胃炎；嵌顿疝引起的腹痛；肠胀气引起腹痛；由受凉、暴食、大量冷食或微乳太多引起肠痉挛腹痛；阑尾炎腹痛；人体肠道内寄生蛔虫引起的腹痛；肠套叠引起的腹痛；过敏性腹痛；生长性腹痛；运动性腹痛等。孩子腹痛时，家长首先应积极寻找原因，盲目按摩或热敷腹部非但不能起到止痛作用，有时甚至会加重症状造成严重的后果。那么，家长应该如何正确预防和处理婴幼儿的腹痛呢？

一、加强保健　减少腹痛

家长要注意孩子饮食卫生，不食生冷及不洁食物。注意气候变化，避免孩子腹部受凉。孩子腹痛时，如无其他疾病，腹壁松软，血液和大便化验正常，可采取以下方法缓解腹痛：给孩子轻轻按摩，轻声哼唱歌曲，或播放轻音乐，或用玩具分散孩子注意力，使孩子安静下来；将孩子俯卧在父母的手臂或大腿上，靠孩子自身重量压住腹部，减轻疼痛；竖抱孩子，将其腹部斜靠在家长的胸前，用手在背部轻轻拍打，可使孩子安静；反抱孩子，用手掌在孩子的腹部按顺时针方向慢慢揉动。如果发生持续性腹痛，应送到医院检查。孩子寒性腹痛应温服或热服药液，热性腹痛应冷服药液。如果孩子服药时容易呕吐，药液就要少量多次分服。

二、细致观察 做好记录

孩子发生腹痛后,家长要对孩子每次便后进行观察,是否排便有问题, 同时还要观察孩子精神上的表现,记录相关病情进展, 包括疼痛部位、疼痛次数、腹泻的次数、呕吐次数、大便的性状、呕吐物的性质、最后一次大便的时间、最近 24 小时内吃的食物等。这样去看医生时, 家长就能够提供一套完整的病情记录, 有助于医生诊断孩子病情。

三、食具消毒 床单曝晒

腹痛孩子的食具要消毒, 可在开水中煮沸 15 分钟,玩具可用易于消毒的木制或塑料制的,床单被褥可在日光下曝晒 6 小时消毒。如果孩子大便又急又快,可让孩子把大便解在尿布上,每次大便后可用温水洗净孩子臀部,这样可防止肛门脱垂。

四、合理饮食 科学喂养

孩子如果呕吐频繁,可短期禁食,送医院由医生给孩子静脉补液。待病情好转,就可进食。进食时,可以喂孩子少渣、易消化的半流质,比如,麦片粥、蒸蛋、煮面条等,牛奶易引起腹泻胀气,所以暂时不要喂给孩子喝。在恢复后期, 应设法引起孩子的食欲, 在饮食中增加营养和蛋白质,开始可少食多餐,逐渐增加,以防止消化不良。

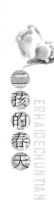

五、避免误区　防止加重

　　孩子腹痛时,家长要避免以下护理误区:(1)乱按摩。孩子腹痛时, 父母常常会习惯性地用手去按摩患儿的腹部,试图通过按摩来达到缓解腹痛的目的。如果孩子的腹痛是由于腹腔内感染炎症、出血或梗阻引起的,腹部按摩只会使感染扩散,出血和梗阻加重。(2)乱热敷。热敷的作用是促进局部的血液循环,缓解肌肉的痉挛。有些家长遇到小儿腹痛时, 会想到采用热水袋敷腹部来止痛。其实,对胃肠道急性化脓性感染或穿孔导致的严重感染热敷有可能促进炎症化脓处破溃,形成弥漫性腹膜炎,导致严重的后果。(3)乱服药。对于没有明确病因之前的腹痛,家长千万不能轻易给患儿服用镇痛解痉类药物,因为服用这些药物虽然可以暂时止痛,孩子的哭闹也会停止,但实质上孩子体内的疾病并没有好转,而是在继续发展着。由于止痛药暂时止住了疼痛,掩盖了疾病的真相,使疾病发出的"警报"不能被早期发现,容易造成误诊或延误诊断。(4)乱驱虫。有些家长知道孩子腹痛是由于蛔虫引起,就立即给孩子服用驱蛔虫药。其实,儿童蛔虫所致的腹痛并不是都能服驱虫药的,有时服用药物后可激发虫体游动,乱窜或扭结成团,加重腹痛,个别患儿甚至发生胆道蛔虫病或肠梗阻。

　　腹痛是孩子常见症。孩子的消化系统还在发育中,抵抗力较弱,天气不稳定的时候细菌容易感染,再加上家长的喂养方式不正确等因素,都可能造成孩子的肠胃不适现象。遇到孩子腹痛,家长不要过分紧张,及时送孩子去医院进行检查和治疗,按照医嘱给孩子及时处理,相信很快就能治愈。

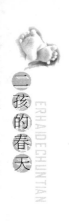
科学护理防便秘
——如何护理二孩便秘

　　婴幼儿便秘是一种较常见的症状，根据引起婴儿便秘的不同原因可分两大类，一类属功能性便秘，表现为孩子大便量少、干燥；大便难于排出，排便时有痛感；腹部胀满、疼痛；食欲减退，绝大多数的小儿便秘都属功能性便秘，经过饮食、生活作息等的调理可以痊愈。另一类则是先天性肠道畸形导致的便秘，这种便秘通过一般调理是不能痊愈的，必须经外科手术矫治才可彻底治愈。

　　刘颖，31岁。大孩小溪，男，3岁。二孩小流，男，出生半年多。在这半年里，小流一直享受着爸爸妈妈和爷爷奶奶的万千宠爱，刘颖一直坚持用母乳喂养，这段时期小流的大便也基本正常，每次量大，便色黄，较粘稠，便不干。在小流出生6个月之后，刘颖和婆婆开始给小流添加辅食。从小流吃辅食开始，足足7天时间小流一直没有大便！刘颖知道如果小流不能够及时排便，这些宿便堆积在孩子体内，会严重影响小流身体！这可急坏了刘颖全家人，每一次看到小流排便的时候，憋得红红的小脸，刘颖就无比心痛，想帮忙用手帮小流抠出来，但是又担心这样会伤害孩子娇嫩的肌肤。刘颖最近为小流排便急得不知道该如何是好。

　　小流的情况属于婴儿便秘,饮食不当、排便不规律、先天性生理及解剖缺陷、精神因素都会造成孩子便秘。孩子出现便秘后,宿积的大便又干又硬,干硬的粪便刺激肛门会产生疼痛和不适感。大便不能及时排出,便秘就会变得严重,大便长时间存留在体内会使毒素淤积,影响正常的新陈代谢,产生营养不良、抵抗力下降等症状。那么,家长应该如何正确预防和应对二孩便秘呢?

一、定时排便

　　一般来说,二孩 3 个月左右,家长就可以帮助他逐渐形成定时排便的习惯了。从 3 个月开始,每天早晨喂奶后,家长就可以帮助二孩定时坐盆,坐盆时要注意室内温度以及便盆的舒适度,以预防二孩对坐盆产生厌烦或不适感。

二、均衡膳食

　　二孩的饮食一定要均衡,不能偏食,五谷杂粮以及各种水果蔬菜都应该均衡摄入,孩子较小时还可以吃一些果泥、菜泥,或喝些果蔬汁,以增加肠道内的纤维素,促进胃肠蠕动,通畅排便。

三、适度活动

　　运动量不够有时也容易导致排便不畅,家长要保证二

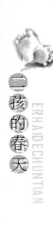

孩每日有一定的活动量。对于还不能独立行走、爬行的二孩来说，家长要多抱抱他或适当揉揉他的小肚子，不能长时间把孩子独自放在摇篮里。

四、遵循医嘱

二孩便秘时，家长可根据医嘱，让二孩适当服用治疗便秘的口服药，但切记不能依赖泻药来给二孩排便，因为孩子身体各方面的器官还未发育完整，如果服用泻药的话，会使孩子的肠壁活动依赖于这些药物，还会导致肠道功能的失调，不仅不能帮助排泄，而且会加剧便秘症状。

由于新生二孩还幼小，身体各方面功能还没完善，消化功能很容易出现问题，常见的有腹胀及便秘的现象。一旦二孩出现便秘之后，家长千万不要手手忙脚乱，可以在医生的指导下服用些调理肠道的食品，多吃一些维生素含量高的食物，比如，绿叶蔬菜、豆类、水果等食品，避免着凉，尤其是在夏季不吃生冷硬的食物，养成每天大便的习惯，每天晚上为孩子做顺时针的腹部按摩。通过家长细心的照料和喂养，讲究科学护理，孩子便秘的康复就指日可待。

感冒来临巧护理
——如何护理二孩上呼吸道感染

急性上呼吸道感染，实际上就是俗称的感冒。成人的气管粘膜会分泌一种免疫球蛋白，而分泌性免疫球蛋白具有局部的防御作用，能够抵抗入侵的细菌和病毒，另外，粘膜上的纤毛有节律地向喉口方向摆动，也有利于灰尘、细菌、粘液的清除和排出。但婴幼儿呼吸道分泌的分泌性免疫球蛋白比成年人要少许多，而且气管粘膜发育不完全，纤毛稀少，因此容易发生感冒、支气管炎等呼吸道感染。婴幼儿感冒的症状多种多样，许多孩子鼻塞、流涕、打喷嚏、咳嗽等症状发生不明显，仅表现为发热，有时突然高热，持续 1~2 天或 10 余天不等，极少数孩子会因此而出现抽搐即高热惊厥。

心语，33 岁。大孩小正，男，7 岁，正在上小学一年级。二孩小义，出生 4 个多月。心语因经常要上夜班，小正就送到外婆家，小义就交给婆婆带。有一次，凌晨 1 点小义突然发烧，等心语早上 8 点多到家，小义体温已经 39 度多，开始出现了抽搐、没有意识、面部唇部发紫憋青等症状。心语马上给小义口服退烧药，来不及给小义穿衣，直接裹被子开车

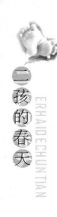

去医院。因为是三九天,婆婆害怕孩子冷,用大被子包裹得非常严实。到了医院,医生诊断为高热惊厥。医生告诉心语婆婆,当孩子发热时,应及时控制好体温。一般应将体温控制在 38.5 度以下,当超过 38.5 度应及时用药退热。听完医生的话,心语婆婆既内疚又懊悔。

营养不良、气候改变、居室拥挤、通风不良、空气污染、阳光不足等可使二孩机体抵抗力降低而引起急性上呼吸道感染。急性上呼吸道感染很容易治愈,如果处理及时的情况下,会好得很快,若处理不及时,可能会有并发症的发生,损害脑部,引起急性肾炎、中耳炎等。所以,对急性上呼吸道感染的护理要高度重视。那么,家长应该如何做好急性上呼吸道感染的护理呢?

一、充分休息 适量饮水

孩子患上急性上呼吸道感染后,应充分休息,此时不要外出,也不要长时间逗孩子玩。大量饮水除了可对咽部的病毒、细菌起到冲刷作用外,还能及时补充因退热出汗所丢失的水分。家长给孩子喝水时宜采用少量多次的方法,如果此时人手不够,可以让大孩帮二孩凉好开水,但喂水还需家长亲自动手。大孩的用物要与二孩分开,避免交叉感染。

二、空气新鲜 温湿宜人

通风可以将室内的病毒、细菌吹走,把新鲜的空气换进来。二孩患上急性上呼吸道感染,家长每天都要开窗通风,保证每天通风两次,每次 30 分钟左右。在通风时,不要让风直吹孩子。同时保持室内适宜的温度和湿度,如果室内干燥,可使用加湿器给房间增加湿度或者晾湿毛巾为房间加湿。

三、厚薄适宜 保暖得当

孩子患了急性上呼吸道感染,家长可根据孩子身体情况增减衣物,有些家长爱用被子为孩子捂汗,这样做很容易造成婴幼儿高热抽风。当孩子出汗后,家长要及时用温水为孩子擦干汗,及时换上干净的衣物。

四、合理饮食 科学喂养

孩子感冒时胃口不佳,家长要多喂孩子流质、半流质食物,比如,牛奶、酸奶、稀饭、面条、面包等,同时还要多吃富含维生素的食物,比如,新鲜水果、蔬菜等,这样可保证有大量维生素 C 摄入。孩子患病期间,不要吃肥腻的食品,比如,炖肉、大虾之类,也不要吃冷冻食品,比如,冰淇淋、凉西瓜等。

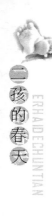

五、沉着应对 冷静解决

二孩感染了急性上呼吸道感染，家长也不要慌，只要及时就诊，护理得当，就会很快好转。如果是上呼吸道感染早期，家长可给孩子服用抗病毒中草药；如果发热持续不退、病情严重应及时去医院就诊；如果孩子体温超过 38.5℃，应给予物理降温或药物降温，比如，头部冷敷、温水擦浴等，并及时送医院；同时，家长要保持孩子口腔清洁和鼻咽部通畅，注意观察婴幼儿的精神、面色、呼吸次数、体温变化和有无皮疹等，及时把了解情况汇报给医生。

作为家长，应掌握上呼吸道感染的预防知识，懂得相应的应对技巧；对反复发生上呼吸道感染的孩子应注意加强体育锻炼，提高孩子对外界环境和气候的适应能力；保持室内空气清洁，经常通风换气，同时保持室内适宜的温度和湿度；衣着适宜，随气候变化及时增减；在疾病流行时，避免带孩子去拥挤的公共场所或与患感冒、气管炎咳嗽者接触。一旦孩子患上上呼吸道感染，家长也不要紧张，父母的情绪稳定了，孩子的情绪才能稳定，对病情没有把握或病情较重时，一定去医院找医生诊治，以免贻误病情。及时就诊，精心护理，二孩的健康就一定会有保障。

五官护理不忽视
——如何护理二孩五官

每位家长都希望宝宝身体健康、五官端正漂亮，今后成为俊男靓女。但有些家长对孩子的起居、饮食以及运动等方面照顾得无微不至，可谓是尽心尽责，却忽略了孩子的五官保健与护理。

小琪，31 岁。大孩小锦，男，3 岁。二孩小绣，女，10 个月。小琪在产假期间，对小锦和小绣护理得非常好，产假结束上班后，护理两个孩子的任务就落在了婆婆身上。婆婆也很努力，对小锦和小绣的饮食起居照顾得无微不至。上周六，小琪在家休息，抱着小绣玩，发现孩子老是斜着眼看东西，纠正了好几次还是要斜视，小琪担心小绣是不是生病了。第二天小琪和老公抱着小绣去医院，经诊断并无大碍，医生判断是大人不注意变换体位经常让小绣看一侧光线或者把婴儿床上的玩具挂得太近使小绣两眼经常注视近物等形成的，回家后只要改正方法，正确对小绣的五官进行护理即可。听完医生的判断，小琪这才想起婆婆为了逗小绣玩，在婴儿床上挂了几个好看的小玩具，一直没拿下来。想到这些，小琪懊悔不已，回到家就把婴儿床上的挂件拿了下来，经过几个月的正确护理，小绣的斜视

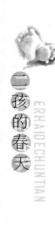

矫正了。

　　婴幼儿生长变化较快，是人体生长发育最为迅速的时期，倘若家长从婴幼儿起就重视孩子的五官保健，可以防止许多五官疾病，起到事半功倍的效果。那么，家长应该如何正确对婴幼儿进行五官保健和护理呢？

一、眼的保健

　　家长对于孩子眼部的护理大多停留在预防近视的概念当中，保护孩子的视力固然非常重要，但家长也不要忽视孩子其他眼部疾病的预防，从小要让孩子学习做眼保健操，在两岁前不要让孩子看电视，禁止孩子做斗鸡眼等表情。

二、耳部保健

　　家长最好不要给婴幼儿挖耳垢，少量耳垢可以保护耳膜，如果发现幼儿耳垢过多，应去医院取出为妥；给孩子洗澡时注意不要让水流入耳道内，以免引起炎症。

三、鼻部保健

　　家长应多给孩子进食一些蔬菜或水果，以防止鼻出血，同时不能让孩子得到可以塞入鼻孔的小东西，以免物品损伤鼻部或嵌入鼻内，更不能用手指直接挖孩子的鼻孔，以防细菌感染。孩子学步时也要预防跌倒撞伤鼻部。

四、唇部保健

护理孩子的唇部要与口腔一起进行，家长要注意防止婴幼儿摔倒跌伤口唇或牙齿。孩子上唇翘起、下颌骨下垂、牙齿排列不齐等，容易影响宝宝的面部美观，如果发现这种情况应及时去医院治疗。幼儿牙齿长齐后，应教育孩子养成良好的刷牙习惯，以预防蛀牙。

五、喉部保健

婴幼儿的声带等发音器官娇嫩，保护不好容易发病。因此家长要尽可能防止孩子发烧，预防咽炎、扁桃腺炎。同时要及时制止孩子狂呼乱叫，以免声带充血肿胀、发炎。

孩子脱离母体后，就开始了逐渐适应外界环境不断生长发育的过程，但孩子组织器官功能发育尚未完善，对外界环境适应能力低，更需要家人的精心呵护才能健康成长。做好孩子的五官护理，也是保证孩子身体健康的一种措施，家长对于孩子的五官保健千万不能忽视，采取正确的方法精心做好孩子的五官护理，才能促进其健康成长，收获人生幸福。

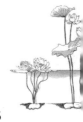

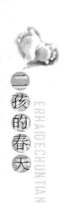

正确洗澡宝健康
——如何给二孩洗澡

　　胎儿在宫腔里就有习水性的特点，二孩出生后就可以开始洗澡。对于家长来说，沐浴时刻是与二孩一起度过的最愉快的时光之一，洗澡不但能清洁二孩皮肤，而且还可以加速二孩血液循环，促进生长发育。让大孩也参与到二孩洗澡中来，可以增进两个孩子之间的感情，培养大孩的责任感，促进大孩的榜样作用。

　　欣雨，31 岁。大孩小顺，男，5 岁。二孩小利，男，出生11 个月。小顺是奶奶带大的，欣雨没操什么心。现在小利出生后，因婆婆年纪大了，身体力不从心，欣雨只能自己带。欣雨出院时听医生说，从 0 到 3 岁期间，是孩子大脑发育的重要时段，此阶段所有体验都将对孩子的大脑发育产生重要影响，沐浴是可以为孩子提供多种感官的"游乐场"，能让孩子有机会使用嗅觉、触觉、视觉和听觉，被视为刺激孩子感官发育的绝佳机会。正因为如此，欣雨就自己尝试着给小利洗澡，由于小利比较调皮，刚刚给他洗澡，他就非要坐起来，刚坐起来一不小心就向前扑过去，脑袋淹到水里去，吓得欣雨忙把小利抱起来，结果小利呛水了,咳了好久,欣雨心里很是内疚。等小利心情平复了,欣雨又把他放下去洗澡,小利可欢喜了,又是笑又是打水的。小顺在旁边看着弟弟洗澡好玩,也过来"帮忙",和弟弟玩耍。欣雨想这样可以增进兄弟感情,也能帮点小忙,玩就玩吧,结果一家几个人都很开心。

新生儿的皮肤娇嫩,抵抗力低,加上各种刺激,比如,大小便、汗液和呕吐物等,极易造成感染。洗澡不仅可以消除婴幼儿身上的病菌和病毒,清洁皮肤,避免污垢堵塞皮脂腺和汗腺的开口而妨碍它们的机能;而且可以加速皮肤血液循环,保护上皮细胞不受损害,调节机体各系统活动功能,促进婴幼儿生长发育;洗澡还能消除孩子疲劳,提高孩子对疾病的抵抗力,提高孩子的健康水平。那么,家长应该如何正确为婴儿洗澡呢?

一、做好准备

家长为孩子洗澡时须将自己的长发扎起,首饰手表去除,指甲剪短,洗净双手。孩子洗澡时的室温最好保持在27~28度,湿度55%~65%,关闭门窗、风扇。准备好浴盆、棉布类衣物、毛巾等物品,同时将一块小毛巾垫于浴盆底,防止浴盆打滑。

二、放水试温

家长可以先将冷水放至沐浴盆的约1/2处,再放热水,

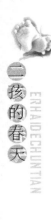

边放边搅拌至水温适当,以水温为 38~40 度为适宜。

三、脱衣包裹

将孩子盖被三折于床尾,左手从孩子头下穿过,握住对侧上臂,右手从孩子右侧大腿下穿过,握住对侧大腿,将孩子抱至浴盆旁铺有大毛巾的操作台上,然后脱去婴儿衣服,保留尿布,用大浴巾包裹婴儿,大浴巾菱形放置,上角向内折,折线与宝宝颈部平行,宝宝置于浴巾中央,一侧折至宝宝腋下,下角上折,再折另一侧,包成蜡烛包,将孩子夹于左腋下,左手托住孩子头颈肩,手臂托住孩子背臀部,左肘和左腰部夹紧孩子。在这过程中,必须先抱头,再抱身体;先放身体,最后放头。

四、沐浴洗护

家长先给孩子洗脸,右手持两折四层拧干小毛巾单层擦面,眼睛内眦(用一层),同法擦另一侧。 擦耳(用一层),同法擦另一侧,毛巾搓洗后擦额头—鼻翼—面部—下颏—颈,同法擦另一侧;接着给孩子洗头,应将孩子耳廓向前折,堵住外耳道,防止进水,再用洗脸小毛巾洗湿头发,将洗发水沐浴露倒在手心,并搓出泡沫,涂抹在孩头上反复搓揉后,用小毛巾将头清洗,并擦干头发。然后将孩子抱回操作台上,打开浴巾,解开尿布向内折叠于臀下,左手提宝宝双踝,用湿巾纸从前往后擦会阴—肛门—臀部,男孩要擦阴囊背面,女孩要擦阴唇折皱;接下来给孩子洗身体,家长应左手四指握住宝宝腋下，拇指放在宝宝肩膀上，宝宝头颈部枕于家长左前臂上，右手用水拍宝宝胸壁适应水温，清洗颈—胸—腋—腹—手指—手臂，接着清洗颈—背，这时家长改右手四指握住宝宝腋下，拇指放在宝宝肩膀上，宝宝胸部靠在家长右前臂上，接着按清洗腹股沟—大腿—小腿—脚趾—会阴—臀部—肛门的顺序进行。家长给孩子洗身时，始终要握住孩子对侧的上臂，防止落水。

五、浴后护理

家长先将孩子放于操作台浴巾上，并用浴巾包裹孩子，将水吸干后垫纸尿裤，然后左手将肚脐窝撑开，右手持酒精棉签，以脐窝为中心、半径为 3cm 的圆面积，由内到外消毒两遍，再在皮肤皱褶处擦粉，擦颈部时挡住婴儿口鼻，擦腹股沟时挡住女孩会阴。接着擦护臀膏，左手提起宝宝双足，从前往后滚动擦护臀膏。然后给孩子穿纸尿裤，整理尿布。最后给孩子穿衣，穿袖时孩子手臂稍上举，家长一手握住孩子手臂穿袖，一手套在衣袖里接孩子的手，穿好衣服后分别用棉签吸干鼻、耳中水分，将孩子安置于床上，盖上盖被，并整理洗澡用物。

让孩子更聪明、更健康成长是家长的美好心愿。每日看似寻常的洗澡，可以帮助孩子更好更快地打开新世界的大门。让大孩参与二孩的洗澡活动，可以让亲子关系更密切，也能让手足之情更深厚，爸爸妈妈也可以与两个孩子一起享受那美妙的沐浴时光。

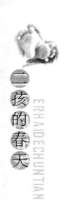
冲泡奶粉是学问
——如何正确冲泡奶粉

每个孩子都是家庭的掌中宝,父母都希望给予孩子最好的哺育。母乳是婴儿成长时最理想的食品,有些妈妈由于母乳极少或其他原因不能用母乳喂养,这时候往往会选择一些婴儿配方奶粉进行喂养,这就涉及怎样冲泡奶粉的问题。很多父母认为冲泡婴幼儿奶粉是简单的,水加奶即可,但实际上并非那么简单。

佳怡,33 岁。大孩小纯,女,6 岁,正在上幼儿园大班。二孩小洁,女,早产。佳怡由于母乳不足,只能人工喂养,为保证卫生,佳怡每次给小洁冲泡奶粉时,都用沸水冲泡后晾到 45 度再喂小洁。可是两个月后,小洁出现了精神委靡、脸色苍白、呼吸急促的症状,佳怡慌了,急急忙忙把小洁送到医院。经检查,小洁已经满嘴溃疡、血色素只有正常同龄儿的一半,白细胞明显下降,血小板很低,医生判断是经常喝沸水冲泡的奶粉所致。因为奶粉中的叶酸被高温破坏后,不能被患儿吸收,长此以往,就会造成叶酸的缺乏,引起巨幼红细胞性贫血,致白细胞明显下降,免疫功能低下,继发严重的感染。所幸治疗及时，一周后小洁治愈出院了。

奶粉关系到婴儿的身体健康，如果长期使用错误的冲泡方式不仅造成营养浪费，影响二孩发育，甚至还会有生命危险。所以，冲泡婴幼儿奶粉是一门学问，是父母必会的技能之一。那么，应该如何正确科学地冲泡奶粉呢？

一、环境温馨

无论是给婴儿喂母乳还是喂奶粉，都需要一个安静温馨的环境，室温最好在 20~22 度，湿度 55%~65%，同时可以用 CD 机播放一些轻柔的音乐，比如，胎儿期播放过的音乐，这样温馨的环境，有利于婴儿吸吃奶粉。

二、准备得当

冲泡奶粉前要将长发扎起，去除首饰手表，剪短指甲，按照六步洗手法洗好手，准备好奶瓶盖、配方奶粉、奶粉匙、奶瓶、刮刀、奶嘴、大量杯、镊子、冷开水、热开水、温度计、奶瓶夹、洗手液、流动水、操作台等物品。在冲调奶粉之前，要将奶瓶和奶嘴都分别清洗干净并消毒。

三、操作流畅

首先，准备好物品。取出已消毒的奶瓶、奶嘴盖以及配方奶粉和冲调奶粉所需的温开水。其次，调配温开水。按冷开水、热开水按 1.5∶1 比例配制 40 度左右的温水倒入奶

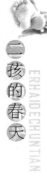
瓶,水温太高或者太低都不太适合。水温过高的水冲泡奶粉会损坏营养物质,导致蛋白质变性失活,无法吸收。再次,按要求配比。用奶粉罐自带的奶粉勺舀出适量奶粉倒入奶瓶中,每种奶粉的营养成分不同,随意增加或减少奶粉量,都会对孩子的成长造成影响。太浓会造成消化负担,太淡会营养缺乏。

最后,正确揉奶瓶。盖上瓶盖,双手揉搓奶瓶,使奶粉下沉,螺旋状晃动奶瓶,使奶粉充分溶解没有奶块。同时要避免混入空气以免产生大量气泡。若有不可避免的气泡产生,就需要拧松瓶盖让气透掉再拧紧瓶盖,接着滴一滴奶到手腕处无烫感或静置一会儿后再给孩子饮用,这样才能避免孩子腹胀。喂完奶粉后,奶瓶要清洗消毒备用。

四、避免误区

冲奶粉应该避免以下常见误区。(1)奶粉越浓越好。奶粉中含有钠离子,如果奶粉浓度过高,婴幼儿饮用后会导致血管壁压力增加,诱发脑部毛细血管破裂,影响智力发育;当然,也不能冲得太稀,否则会导致孩子蛋白质含量不足,引起营养不良。所以,父母需要按照奶粉罐上的标准参考配比量冲泡。(2)先放奶粉后冲水。很多父母习惯先往奶瓶里加奶粉,后来才加水。这样泡出的奶粉容易结团,溶解不均匀,不利于孩子消化。所以,健康的冲泡方式应该是先根据冲调比例往奶瓶里加温水,然后再将适量的奶粉放入奶瓶。(3)抱奶瓶使劲摇晃。有的父母图省事，泡完奶粉拧上奶嘴，发现奶粉没有完全溶解就拿着奶瓶使劲摇晃，这样做奶液会产生大量气泡，而孩子喝了含有大量气泡的奶粉就会胀气、打嗝导致吐奶。正确的方法应该是按照同一个方向水平旋转晃动，避免产生大量泡沫。(4)沸水冲调奶粉。婴儿奶粉中有不少营养成分，无法承受较高温度的开水"折腾"，而且高温会让奶粉中的乳清蛋白产生凝块，影响消化吸收。家长冲调时最好能看看奶粉包装上的标注。(5)奶粉二次食用。孩子没吃完的奶粉常温存放不能超过两小时，否则奶水营养成分损失不说，说不定还会变质。(6)换奶粉太频繁。换奶粉不能像换衣服似的，换奶粉换得太频繁，容易导致孩子肠胃不适。如果真的需要给孩子换奶粉，那么在初期要把新老两种奶粉混合着吃。先在老的奶粉里添加 1/3 新奶粉，适应两三天后新老奶粉各 1/2，然后新奶粉 2/3 吃两三天，最后完全用新奶粉。(7)矿泉水冲牛奶。由于矿泉水富含矿物质、磷酸钙等物质，婴儿的肠胃消化功能弱，长期饮用矿泉水冲的奶粉很可能会引发消化不良和便秘。

奶粉喂养能够帮助没法进行母乳喂养的妈妈正常喂养孩子，具有营养全面、排便规律、断奶容易等优点。有些父母认为不管是调制的奶粉还是牛奶中，都含有大量的水分了，所以没必要再给孩子喂水。其实，这是错误的，人工喂养的婴儿更要注意喂水。婴幼儿期是身体生

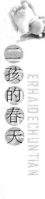

长最迅速的时期，组织细胞增长时要蓄积水分。母乳中水分充足，因此吃母乳的孩子最初不必喂水，而人工喂养的孩子则必须在两顿奶之间补充适量的水，这样才能让孩子健康成长。

营养不良可调理

——如何预防二孩营养不良

婴幼儿营养不良是摄食不足或食物不能被充分吸收利用,以致能量缺乏。营养不良是婴幼儿常见疾病,是当今世界上危害孩子健康的主要疾病之一。通常表现为体重不增或减轻、皮下脂肪减少、消瘦、皮肤松弛并失去弹性、毛发干枯无光泽、面色发黄、食欲不振、抵抗力低,免疫消化功能低下,极易患病。

莲莲,30岁。大孩小安,女,7岁,正在上小学一年级。二孩小全,男,出生才5个多月。小安小时候,莲莲没怎么特别对待,孩子发育得很正常。小全出生后,生长发育速度很快。在小全的喂养上,莲莲夫妇可谓不惜代价,选择了非常好的配方奶粉,而且给小全加辅食大米米糊,特别是小全奶奶疼孙心切,趁莲莲上班,使劲给小全吃现榨水果饮料。在奶奶的喂养下,小全发烧拉肚子了,烧倒是很快退了,但小全整整一周大便没正常。后来,莲莲咨询了医生,才知道是水果吃多导致的,属于喂养不当,营养不良。从此,奶奶再也不敢胡乱喂小全水果了。喂养方式调整过来后,小全吃饭乖,夜安

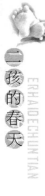

睡，便正常，活泼好动精神好。

哺乳期、断乳期、幼儿期喂养不当是导致婴幼儿营养不良的主要原因，孩子生长发育过快，各种营养物质又不能供应上，造成供不应求，形成营养不良；孩子体质差，反复发生感冒、消化不良、慢性消耗性疾病，也会增加机体对营养物质的需要量，如果不能合理补充，也会形成营养不良。孩子营养不良就不能维持正常代谢，出现体重减轻或不增，生长发育停滞、肌肉萎缩等病症。那么，家长应该如何正确预防和调理孩子营养不良呢？

一、坚持母乳喂养

母乳是婴儿期必需和理想的天然食物，母乳含有丰富的营养和抗感染物质，能使婴儿少患腹泻和呼吸道感染等疾病。婴儿期主要应采用母乳喂养，对母乳不足及无母乳者，应采用合理的混合喂养或人工喂养。如发现婴儿食欲低下及体重不增减轻时，应及早进行治疗。

二、保证营养均衡

家长要学习科学的营养知识，掌握科学的育儿方法，合理安排好婴幼儿的饮食，注意饭菜的色、香、味，菜肴尽量款式多样，以提高孩子食欲，杜绝和纠正孩子暴食、偏食和挑食，保证各种营养素的充分摄入。

三、加强患儿护理

如果孩子已经营养不良，家长就要定期测量体重，以了解患儿的营养状况，保持室内空气新鲜，温度、湿度适宜，做好消毒隔离工作，勿与患传染性疾病患儿同住一室，以防止交叉感染。

四、开展户外运动

运动尤其是户外运动中可消耗人体的热量，增强食欲，也能提升孩子抵抗疾病的能力。如果孩子体质偏弱，就应让他运动，运动之后，胃口会大开，可以增强孩子体质，预防营养不良。

五、适度进行按摩

规范孩子的生活，合理调配孩子的饮食，定时就餐，保证充分的睡眠时间等，都能有效增强孩子的身体素质，改善营养不良。同时适度按摩孩子腹部，促进孩子胃肠蠕动，可以增强消化系统功能，更好地消化所摄取的食物营养。

一旦发现营养不良，家长首先要找到婴幼儿致病的原因，如果喂养不当者，应在营养专家指导下逐渐改善喂养方法；如果膳食结构不合理，应及时调整饮食；如果因某些疾病所致，要积极治疗疾病。只有了解清楚孩子营养

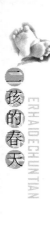

不良的原因，合理安排婴幼儿的生活起居，注意养成良好的睡眠习惯、饮食习惯、排便习惯及清洁卫生习惯，孩子才会茁壮成长。

多重防护拒贫血

——如何预防二孩缺铁性贫血

缺铁性贫血是婴幼儿时期最常见的一种贫血，是指婴幼儿的血液中，单位细胞容积内血红细胞数或血红蛋白量中一项明显低于正常，体内铁缺乏致使血红蛋白合成减少而发生的一种贫血。

雨萌，33岁。大孩小平，男，6岁，正在上幼儿园大班。二孩小凡，女，今年刚刚1周岁。小平小时候饮食上也没有怎么特别对待，生长发育得非常正常。小凡出生以后，雨萌对于她的身体健康非常关注，吃的奶粉和辅食都很高档，但小凡还是很瘦，体质很差，精神不是很好。最近小凡出现了一些不良症状，面色苍白，没有血色，经常哭闹，雨萌不知道什么情况，于是急忙带孩子去医院检查，医生经过检查判定是儿童缺铁性贫血，需要进行治疗。

婴幼儿饮食中铁的摄入不足是缺铁性贫血最主要的原因，疾病影响、孕母营养缺乏等原因也会产生缺铁性贫血。婴幼儿因缺铁会降低许多含铁酶的生物活性，进而影响细胞代谢功能，使机体出现消化道功能紊乱、循环功能障碍、

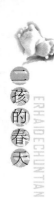

免疫功能低下、精神神经症状以及皮肤黏膜病变等一系列表现,导致皮肤黏膜苍白,身体疲惫乏力,肝脾淋巴肿大,食欲减退,烦躁不安等,对孩子健康危害较大,是我国重点防治的小儿疾病之一。那么,家长应该如何做好二孩缺铁性贫血的预防和护理工作呢?

一、母乳结合辅食

由于母乳中的铁吸收利用率高,所以二孩出生后应该尽量坚持母乳喂养,奶粉喂养的二孩应选择富含铁的配方奶粉。婴儿6个月后,由于体内的储存铁消耗殆尽,应及时添加富含铁的辅食,比如,含铁的米粉,并逐渐添加含铁丰富的食物,比如,肉、鱼、动物肝脏、动物血、蛋黄、豆类、瘦肉等。

二、蔬菜搭配水果

维生素A具有改善机体铁的吸收、运转和分布,促进造血功能的作用,可作为一种辅助因子的激活剂,参与运铁蛋白糖基的合成,以改善体内铁的营养状况;维生素C也能够促进铁的吸收,在合适的情况下,家长可以多给二孩吃一些富含维生素C的水果,比如,蔬菜猕猴桃、鲜枣、柑橘等,以提高铁的吸收率。

三、肉食联合豆类

二孩母亲要注意营养均衡,肉蛋蔬果都适当地摄入,多喝有营养的汤类,比如,鲫鱼汤、排骨汤、鸡汤等,炖汤可以最大化保留食物中的营养素,连食材带汤水一起吃下去,营养就能充分地进入,这样就能保证母乳供给孩子的营养均衡。

二孩的日常饮食也应注意营养均衡,及时纠正挑食的习惯,多吃含铁量多、吸收率高的食物,多吃富含维生素C、氨基酸、果糖等有利于铁吸收的食物,保证足够的动物性食物和豆类食物摄入,少吃奶茶、咖啡等不利于铁吸收的食物。对于缺铁性贫血的婴幼儿要在医生指导下及时用铁剂进行科学治疗,铁剂要避免与牛奶钙片同时服用,也不要用茶喂服,以免影响铁的吸收。

四、清新而且安静

缺铁性贫血的婴幼儿要注意家庭护理,居室环境要安静,空气要流通。由于贫血孩子抵抗力低,容易感染疾病,比如,消化不良、腹泻、肺炎等,应尽量少到公共场所人多的地方去,并注意勿与其他病人接触,以避免交叉感染,防止感染后使贫血加重。

一旦孩子发生缺铁性贫血,会给孩子的健康成长带来危害。所以,家庭在日常生活中要均衡饮食,养成良好的饮食习惯,不能挑食偏食,家长在给孩子吃含铁食物的同时,也要补充维生素C,用来提高铁的吸收率。对于缺铁性贫血的二孩,只要思想高度重视,及时进行治疗,精心护理,健康就会回到孩子身边!

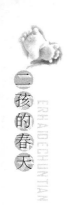

多项举措防佝偻

——如何预防二孩佝偻病

维生素 D 缺乏性佝偻病,是由于维生素 D 不足,使体内钙、磷代谢异常,钙盐不能正常沉着在骨骼的生长部分,以致骨骼发生病变,简称佝偻病。佝偻病一般多见于婴幼儿,特别是 1 岁以内的婴幼儿发病率较高。常见的表现为婴幼儿易被激怒、睡眠不宁、烦躁、多哭、夜惊、多汗、枕秃等,继而出现生长中的骨骼改变,严重者可出现颅骨软化、出牙延迟、罗圈腿、X 形腿、驼背、鸡胸等,同时伴有肌肉松弛,生长迟滞,免疫力低下等。

徐姣,32 岁。大孩小清,男,7 岁,正在上小学一年级,各项身体指标都很好。二孩小洁,女,出生 8 个月。小洁身体瘦弱,几周前开始出现食欲不振、盗汗、发稀枕秃等现象,晚上睡觉时爱哭爱闹,总是睡不着,动不动就被惊醒,总喜欢在头上挠痒痒,而且还经常感冒,大便稀且夹有残渣。看到女儿身体不好,徐姣马上给小洁换了更贵的配方奶粉,以增加营养,但效果不大。看到女儿病情日益严重,徐姣心里很是着急,前两天把小洁送到医院。医生检查以后,判断小洁可能患上了维生素 D 缺乏性佝偻病。徐姣听完医生的话,感到既疑惑又害怕。

日光照射不足、维生素 D 摄入不足、生长发育迅速、孕母乳母营养不良、食物中钙、磷含量不足或比例不适宜、疾病和药物影响等都有可能造成维生素 D 缺乏性佝偻病。佝偻病对婴幼儿危害较大，严重影响婴幼儿健康生长，家长应给予充分重视。那么，家长应该如何科学做好二孩佝偻病的预防和护理工作呢？

一、妈妈应保健　宝宝要锻炼

注意孕妇保健，是预防孩子佝偻病的重要措施。女性孕期要增加户外活动，多晒太阳，饮食多样化，多食维生素 D 及钙含量丰富的食物，如果妊娠期反应重或不喜喝牛奶、吃肉、蛋类等食物时应给予维生素 D 和钙剂的补充。婴儿出生两周后应给予维生素 D 预防，出生两个月后，应保证孩子经常接触日光，加强孩子的户外活动及三浴锻炼（空气浴、日光浴、水浴），增强孩子体质。但要注意勿使强光直照或受凉。

二、母乳应坚持　辅食要添加

母乳中含钙、磷的比例适宜，有利于婴儿对钙的吸收。所以，婴儿应尽量保证母乳喂养，按时添加富含维生素 D 的辅食，比如，贝壳类、黄豆、牛乳、坚果、鸡蛋、猪肝、瘦肉、蔬菜和水果等，做好佝偻病的预防工作。

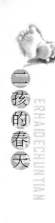

三、药物可预防　制剂能治疗

对孩子进行佝偻病药物预防，可以有效预孩子佝偻病发生。对于未成熟胎儿、双胞胎、人工喂养及生长迅速的婴儿，在晒太阳有困难时，应在医生指导下服用维生素 D 制剂或鱼肝油。

四、营养应均衡　防护要注意

孩子患了佝偻病，体质虚弱，抵抗力差，要特别注意护养，注意营养的均衡，防止受凉后发生呼吸道感染。勿使患病婴儿过早或过多坐立和行走，防止发生骨骼变形；扶抱时也应注意姿势正确，以免发生骨骼畸形；必要时帮助患儿作俯卧抬头动作，防止鸡胸形成。

对于佝偻病，家长应该积极预防。女性在怀孕期间应加强营养，多吃些富含蛋白质及维生素 D 的食物。坚持给孩子母乳喂养，多晒太阳，必要时添加维生素 D。如果孩子真的患上了佝偻病，家长也不要着急，应该及时采取措施，积极配合治疗，通过正规治疗，争取早日治愈佝偻病，让孩子健康成长。

积极预防铅中毒

——如何预防二孩铅中毒

铅是一种重金属元素，当体内铅达到一定水平时，就会危害机体健康。铅中毒表现为四肢无力、腹痛、口有金属味、食欲差、恶心、呕吐、肝脏肿大，重者可出现头痛抽搐、昏迷、呼吸麻痹、腕下垂。处于生长发育期的婴儿，由于脏器的防护结构尚未发育完善，对铅的毒性特别敏感，容易发生婴儿铅中毒。

小燕，32岁。大孩小健，女，7岁，正在上小学一年级。二孩小康，男，15个月大。康康平时喜欢看汽车，每天上午8点多钟，趁着早高峰车辆多，小燕就带着小康到马路边看汽车。小康喜欢色泽鲜艳的玩具，小燕就给他买了很多漂亮玩具。今年正月，小康感冒发烧，到医院治疗后，烧退了，可回家后小康经常烦躁不适，小燕很纳闷：小康以前挺乖的，感冒好了之后怎么脾气变得非常古怪，一点不依就大闹。直到今年5月份，小康越来越瘦，小燕带儿子到医院做了检查才知道，原来孩子患上了重度铅中毒，而元凶竟然是色泽鲜艳的喷漆玩具和汽车尾气。

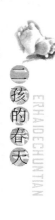

导致婴幼儿铅中毒的原因有含铅油漆、家中水管老旧、土壤污染、接触含铅玩具、妈妈的化妆品、汽车尾气等。慢性低水平的铅危害不但影响婴儿的智力发育，还影响孩子的行为，影响听觉等多方面的神经系统发育，且其影响是长远的。那么，家长应该如何预防婴幼儿铅中毒呢？

一、孕期避免铅接触 宝宝安全妈放心

妈妈怀孕时应避免与铅接触，主动远离吸烟人群，使用的化妆品中不含有铅，尽量不食用用易拉罐包装的食品与饮料，保持厨具的清洁。孕妇体内钙物质的存在，不仅可以使得肠道摄入铅的量大大降低，还可以使得骨铅的生成量有所减少。因此，孕妇在妊娠期内要定量食用肉、豆腐等一类含钙量较高的食物，这样体内自动生成的骨铅对孕妇和胎儿的伤害会大幅降低，这是一种极为高效的预防策略。

二、注意清洁和卫生 清洗双手和玩具

家长应该教导孩子勤剪指甲勤洗手，培养孩子饭前洗手的良好习惯，要定期清洁孩子的玩具，以消除病毒或细菌，同时教导孩子不要随便将玩具放到嘴里面，这样不仅可以防止铅中毒，也能预防其他疾病。

三、饮食营养巧安排 含铅食品不入口

二孩要少吃或不吃含铅食品,比如,含铅皮蛋、爆米花等,不让二孩用含彩色釉的瓷碗,避免用嘴咬铅笔;要多吃富含蛋白质和含钙铁的食品,比如牛奶等。这样可以避免因微量元素的缺乏而增加肠道对铅的吸收,避免血铅水平增高,有效降低体内对铅的吸收量。

四、家庭卫生勤打扫 铅污染源不存在

充满铅的灰尘也可能严重破坏孩子的健康。家长要经常开窗通风,湿式清除、擦拭家庭环境中的家具和物品上的尘埃,避免孩子接触生活环境中铅污染源,比如,居室油漆和家具、教具、文具、玩具的含铅油漆等。

五、避开铅高污染区 不做铅尘"吸尘器"

空气中的铅颗粒主要悬浮在离地一米以内的空气中,铅尘浓度高。小孩的身高决定了小孩呼吸带正好处于这一位置附近,所以小孩通过呼吸摄入体内的铅比成年人高很多,再加上小孩代谢旺盛,吸收强,排泄弱,导致铅更容易在儿童体内蓄积。所以,家长应少带孩子去车多拥挤的场所和铅污染地区,比如,马路两旁、电池厂、油漆厂附近等。

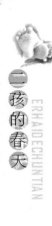

六、一夜水中铅积聚 第一滴水不食用

清晨起来第一滴自来水最好别食用，也不要用来煮东西，虽然自来水中的铅含量不高，但经过一夜的积存，铅也会聚积起来，因此，清晨起来，第一滴水要尽量放掉。

每个婴幼儿都是家里的宝贝，是爸爸妈妈的希望所在，婴幼儿一旦铅中毒，会影响婴幼儿营养吸收及大脑发育。只有爸爸妈妈认真做好预防工作，精心护理，避免铅中毒，孩子才能身体健康，快乐成长。

宝宝香梦在安全
——如何照看二孩睡眠

足够的睡眠是保证婴幼儿健康的先决条件之一，年龄越小睡眠时间越长。睡眠对孩子的生长发育有特别重要的作用，生长激素就是在睡眠周期里以脉冲形式分泌出来的。作为家长，要为孩子创造一个舒适安全的睡眠环境。

紫怡，31岁，中学教师。大孩文文7岁，女，正在上小学一年级。二孩才才，男，出生8个多月。紫怡平时工作比较忙，没时间照顾孩子，基本上由婆婆帮着照看两孩子。这个星期天婆婆有事出门，紫怡一个人在家照看两孩子，顺带干点家务。儿子才才吃完奶，紫怡就哄他在大床上睡觉，叫文文在旁边看着，自己去做午饭。文文看到弟弟正在熟睡，觉得无聊，就偷偷打开电视机看电视剧，看得津津有味。紫怡做完饭进屋，发现文文正沉浸在电视剧剧情中，一看大床上已无才才的踪影，紫怡又急又怒，来不及批评文文，两人赶紧找才才。后来终于在床底下找到了，才才还是安静地睡着。紫怡赶紧把才才抱起，再也不敢松手，文文知道自己闯祸了，吓得一句话也不敢讲。后来紫怡观察了一下，大床与地面有一段距离，可能是才才睡觉期间翻身跌下床，滚到床底下去了，幸好是冬天，才才衣服穿得厚地上又有地毯，才

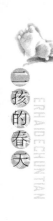

没受什么伤。

安全的睡眠能够促进脑的发育，有明显的益智和储能作用，是孩子生长发育必不可少的环节。家长要避免在床上放攀爬物品，以防孩子睡前或睡后因攀爬而掉床；睡眠时要避免棉被等物品遮掩其口鼻，以预防窒息。那么，应该如何营造安全舒适的睡眠环境呢？

一、环境适宜

婴儿要在温暖舒适的地方睡觉，温度较高，会使孩子烦躁不安，从而扰乱正常的睡眠；光线不能太过强烈，太强烈会影响孩子的睡眠质量；要尽可能远离吸烟环境，以免空气污染；孩子准备睡觉时，应该放回到小床或摇篮，以防家长压迫；睡觉时要保持仰卧，不要侧卧，以防孩子在睡眠过程中因翻身变成俯卧睡姿，增加猝死危险。

二、预防窒息

当新生儿睡眠时，不要将孩子面部捂严，口鼻要充分暴露；母乳喂养的婴儿，夜奶最好不采取卧姿，以防夜奶时导致孩子窒息；有些家长爱搂着新生儿睡觉，熟睡翻身时很容易压着孩子或不小心将奶头堵塞了孩子口鼻，也可能造成窒息等严重后果；正常情况下，刚出生的婴儿睡觉时头部应稍稍抬高一点，但不需要枕头，因为新生儿的脊柱是直的，没有生理弯曲，孩子在平躺时后背与后脑自然地处于同一平面上，所以孩子睡觉不需用枕头也不会让颈部肌肉紧绷而引起落枕，如果给新生儿垫上过高的枕头反而容易造成脖颈弯曲，造成呼吸障碍，影响正常生长发育。

三、避免掉床

大多数家庭都有过孩子从床上掉到地板上的经历，家长尽量不要把孩子独自留在大人床上，应把孩子放在像婴儿床这样安全的地方，如果确实需要放在大人床上，孩子睡眠时就要确保有人看护，如果没有人看护，可以在孩子四周放上高大的枕头，让他翻不过去；同时婴儿床或者大床要加护围栏，并且在周围地上铺上泡沫地板或者垫上褥子、枕头等。万一孩子掉床，可以起到缓冲作用，避免直接掉落在硬地板上导致摔伤。在这过程中，家长可培训大孩照看二孩安全睡眠，以此培养大孩的细心和耐心及家庭责任感，减轻家长照顾的压力。

四、清除危险

家长不要把被子、松散的毛毯、枕头、柔软或者有弹性的缓冲物、毛绒玩具、容易脱落小配件的玩具、柔软的寝具、羊皮垫或者柔软有弹性的婴儿床缓冲垫等放在孩子睡觉的地方；不要在孩子床边放置开水、电风扇、利器等可能伤害到宝宝的物品；当孩子可以做拉、抓动作时，毛毯、被子等不要挂在婴儿床侧面，要将壁挂帷幕远离婴儿可够到的地方，保证婴儿床或者婴儿睡觉区域无危险物品；孩子的小床或

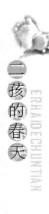

摇篮必须要坚固,符合安全标准。

　　睡眠是人的最基本生理需求,良好安全的睡眠,可以促进孩子的生理发育,增强孩子的智力和体力。因此,家长要学习孩子安全睡眠知识,关注孩子睡眠,给孩子一个香甜安稳的美觉。当大孩可以照看二孩睡觉时,可以让大孩慢慢接手一些简单的工作,但大孩也还是孩子,一旦做错了,家长也不要着急,应耐心做工作,安抚大孩受挫心理,鼓励大孩不怕失败改正错误,继续做好照看工作,培养大孩责任意识,提高抗挫能力,共同营造安全和谐的家庭环境,促进大孩二孩茁壮成长!

后　记

　　斯宾塞在《家庭教育经典语录》中对父母与孩子如何共同成长进行了论述,他认为:"作为父母的你绝对要清楚,孩子的性格怎样,几乎完全取决于你的教育方式如何。"这充分说明了家庭教育的重要性。家庭是社会的细胞,人是在家庭中学会走路、说话、行为规范和生活自立的,也是在家庭中获得身体的发育、心理的发展、个性的形成与社会生活基本技能的。家庭教育对人一生所产生的作用,是学校教育和社会教育无法替代的。

　　不少家长在二孩出生以后,对大孩出现的情绪低落、行为退化、亲子紧张和手足相争等问题行为,缺少自我学习、自我提升,没有找到教育孩子的真正方法,要么采取打骂方式,要么采取溺爱方式,要么采取放任方式,这些都会对孩子的内心造成极大的伤害,催生孩子的不良心理和行为。因此,从 2015 年 9 月开始,我们两人在做好学校教育教学工作之余,访谈了 300 多个二孩家庭,不少家长提供了许多二孩教育的经验教训, 并提出了许多家庭教育问题。我们于 2016 年 12 月开始撰写这本《二孩的春天》书籍,详细解答家长的困惑。本书撰写前后历时半年,到 2017 年 5 月底完工。全书分为身心保健篇、婴儿护理篇。在撰写过程中,得到了江阴市教育局、江阴市南闸实验学校和江阴市云亭中学领

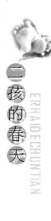

导老师的大力支持和吴娟娣医生、王婷护士的鼎力帮助，在此一并表示感谢。由于我们的知识水平有限，书中不当之处敬请大家批评指正。

殷余忠　曹慧珠

2017 年 5 月 28 日